STATISTIQUE
DE LA VIE HUMAINE
AVANT 1789

DRESSÉE D'APRÈS LES REGISTRES DES PAROISSES

DE LA VILLE DE CHATELLERAULT

ET COMPARÉE A LA PÉRIODE DE 1790 A 1878

PAR

VICTOR DE SAINT-GENIS

Conservateur des Hypothèques
Correspondant du Ministère de l'Instruction publique
Lauréat de l'Institut, etc.

FONTAINEBLEAU
TYPOGRAPHIE ALFRED POUYÉ
—
1879

STATISTIQUE
DE LA VIE HUMAINE

AVANT 1789

DRESSÉE D'APRÈS LES REGISTRES DES PAROISSES

DE LA VILLE DE CHATELLERAULT

ET COMPARÉE A LA PÉRIODE DE 1790 A 1878

PAR

VICTOR DE SAINT-GENIS

Conservateur des Hypothèques à Fontainebleau

Correspondant du Ministère de l'Instruction publique pour les travaux historiques

Lauréat de l'Institut, etc.

FONTAINEBLEAU

TYPOGRAPHIE ALFRED POUYÉ

1879

Tiré à 25 exemplaires.

MOTIFS DE CETTE ÉTUDE

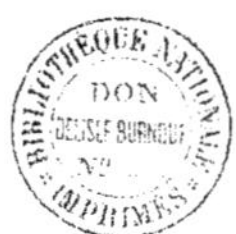

La ville de Châtellerault est l'une de ces vieilles cités françaises dont l'histoire devient, à mesure qu'on la creuse et qu'on l'étudie, la démonstration saisissante des tendances et des aptitudes d'un pays où le tiers-état, quoi qu'en ait dit l'abbé Sieyès, a toujours été le maître de l'opinion et, tantôt discrètement, tantôt avec éclat, l'inspirateur des événements.

Grâce aux exigences de la critique contemporaine, l'histoire ne s'écrit plus uniquement sur le témoignage des intéressés. On recherche ailleurs que dans les lettres d'une marquise désœuvrée, dans le journal d'un avocat mécontent ou dans les rapports complaisants d'un intendant de province ce qu'étaient l'industrie, la vie rurale, le foyer domestique, le prix des denrées, le taux des salaires, l'état social du bourgeois, de l'artisan, du paysan, à ces époques encore obscures où la misère publique et les abus d'autorité motivaient les réclamations du maréchal de Vauban et les hardiesses du magistrat Bois-Guillebert. Les sources où nos historiens puisent aujourd'hui des indications d'une sincérité irrécusable, ce sont les actes de l'état-civil, les rôles d'impôts, les sacs de procédures, les registres criminels, les correspondances privées, tous les documents enfin écrits au jour le jour, sans prévision de publicité, sans attache officielle, et que n'a point altérés l'esprit de parti. Dans cet ordre de recherches, la statistique peut remplir un rôle important, surtout en ce qui concerne les faits aisés à traduire en chiffres, c'est-à-dire les mouvements de la population et les variations des charges fiscales.

L'Académie des sciences, *gardienne vigilante de la curiosité statistique de M. de Montyon*, a déterminé avec une rare précision les défauts de la statistique officielle et des travaux qu'elle inspire par comparaison aux efforts des particuliers.

— La plupart des travaux de ce genre ne sont que des résumés plus ou moins bien coordonnés de collections statistiques officielles, que l'on a réduites en cartes teintées d'après les données numériques. Ce n'est point les faits mêmes que les auteurs ont recueillis, c'est sur les éléments déjà publiés, ou réunis par d'autres mains, qu'ils ont travaillé, de sorte qu'ils ne peuvent répondre en aucune façon de l'exactitude des relevés officiels sur lesquels ils s'appuient, ni, par conséquent, bien moins encore de l'exactitude des conclusions qu'ils en tirent. Ils offrent donc à leurs lecteurs de simples conjectures économiques (1).

A des conclusions incertaines déduites de publications sans garanties suffisantes d'exactitude, conclusions qui ne sont après tout que de faciles dissertations sur des documents déjà préparés et qu'on n'a point eu la fatigue de colliger, ne faut-il pas, en effet, préférer les propres investigations d'un auteur,

(1) *Rapport général sur les concours de l'année* 1876, lu dans la séance publique annuelle de l'Académie des sciences, du lundi 23 avril 1877, (page 17.)

les faits constatés par l'observation directe, les chiffres tirés de la matière même au prix de recherches patientes et délicates, les travaux enfin garantis par une responsabilité qui ne se dérobe point? On objectera que les monographies ne valent pas les faits collectifs, mais les collectivités elles-mêmes n'ont de valeur que par la précision et la solidité des éléments qui les composent. Un petit nombre de monographies bien étudiées est de plus de prix qu'une collection considérable mais sans unité et dont les nombreux collaborateurs sont suspects de légèreté. En multipliant les monographies, en les comparant l'une à l'autre, en en coordonnant les éléments, on arrivera, avec le temps, à posséder des collections vraiment sûres.

En méditant les conseils donnés par l'Académie des sciences aux statisticiens, en me rappelant l'encouragement que j'avais eu récemment l'honneur de recevoir d'elle-même, à propos précisément d'un travail où je résumais de nombreuses statistiques officielles (1), il m'a paru que je répondrais à ses vues en remplaçant l'étude des sources collectives par l'examen direct et personnel des documents eux-mêmes. C'est là raison de ce mémoire.

Chargé par le Conseil municipal de Châtellerault, avec la haute approbation de M. le Ministre de l'intérieur, de rédiger l'inventaire des Archives de cette ville, égarées pendant bien des années, et qu'une heureuse fortune m'avait permis de retrouver et de réunir (2), j'eus à feuilleter les registres des paroisses du vieux Châtellerault. L'examen rapide de ces documents m'y fit rencontrer des détails si précieux, des données si imprévues, que je résolus de lire, d'un bout à l'autre, cette masse indigeste de feuillets d'une écriture souvent difficile et d'en traduire les indications en tableaux statistiques. Pour être utile, ce travail de patience devait être d'une sincérité absolue; j'ai donc déchiffré tous les actes et dépouillé chaque page, groupant les faits homogènes, ne livrant rien à l'hypothèse. J'ai pu dresser ainsi, avec précision, la statistique de la vie humaine dans la ville de Châtellerault *pendant trois siècles* (de 1587 à 1878). Le commentaire de ces chiffres et de ces faits, tiré non point de l'imagination mais des entrailles mêmes du sujet, pourra peut-être jeter quelque lumière sur l'état social, économique et moral de cette ville, pendant la période qui, succédant aux ébranlements du seizième siècle, a précédé ceux de 1789, et permettra de comparer ensuite cette période ancienne à la période contemporaine.

---

(1) *Études statistiques sur dix années de l'administration française en Savoie, de 1860 à 1870*, mémoire qui a obtenu une Mention honorable au concours de statistique de 1875 (Fondation Montyon).

— En 1871, l'Académie française a décerné le prix d'histoire (Fondation Thérouanne) à mon *Histoire de Savoie d'après les documents originaux* (3 vol. in-8°).

(2) Délibérations spéciales du Conseil municipal de Châtellerault en date des 29 juillet 1873, 15 janvier et 18 février 1877.

La statistique conduit à deux résultats, fruits de sa propre méthode : elle recherche, recueille et compare certaines catégories de faits ; elle discute les causes et raisonne sur les effets. A ce double point de vue, *la statistique de la vie humaine et celle de l'état civil sont les plus fécondes.*

Parmi les définitions de la science statistique, la plus vraie paraît être celle de Schnitzler (1) qui en fait *le tableau des intérêts sociaux et privés d'une population organisée en corps politique.*

La statistique, disait Moreau de Jonnès en 1849, peut apporter à l'histoire civile et économique d'un pays des notions importantes dont l'intérêt s'étend jusque sur l'avenir.

On peut ajouter que plus les faits constatés sont anciens, plus les chiffres justifiés sont nombreux, plus sûrement enfin on peut remonter dans le passé, et plus utilement aussi, dans le présent, on peut essayer des comparaisons, des groupements, fondés sur tout ce qui porte témoignage des générations éteintes. Mais la précision est de date récente ; les premières recherches statistiques officielles essayées au commencement du siècle sont d'une inexactitude déplorable ; et, sous l'ancien régime, les recherches de ce genre n'étaient faites que par intermittences, à l'occasion d'un pas particulier, et dans des conditions qui les rendent suspectes à notre sévérité contemporaine (2). Si l'on a le droit de rebuter, comme insuffisants, les rares travaux statistiques antérieurs à 1800, il n'en est pas moins vrai que les matériaux de ces statistiques existent toujours, particulièrement en ce qui concerne la population, et qu'il est encore possible, en appliquant à ces matériaux la méthode et la critique modernes, d'en tirer le profit que nos devanciers ont dédaigné.

En 1793, il paraissait non pas seulement inutile mais criminel de s'occuper de statistique ; le goût du ministre Garat pour cette sorte d'études faillit lui coûter la vie. On trouvait, au sein du Comité de salut public et jusque sur les bancs de la Convention, des esprits assez inquiets pour examiner dans quelle mesure il était permis de poser aux citoyens certaines questions sans compromettre les droits de l'homme et la sûreté de l'Etat. L'épisode peu connu auquel je fais allusion se rattache si étroitement à mon sujet et caractérise si bien cette époque étrange, que je ne crois pas inutile de le rappeler ici.

Garat, chargé du département de l'intérieur, avait préparé pour toutes les administrations municipales un questionnaire imprimé où il demandait d'amples renseignements sur la population, la production, la situation économique. Collot d'Herbois étant allé au ministère un jour que Garat se trouvait retenu au Comité de salut public, n'y rencontra que Champagneux, l'ami de Roland, celui qu'on accusait de présider *le bureau de corruption de l'esprit public,* et, aidé par deux ou trois de ses collègues, parmi lesquels Lequinio, l'auteur pourtant de tant d'ouvrages sensés et pratiques malgré leur exaltation, il fit l'inventaire des paquets in-4° amoncelés dans

---

(1) *Statistique générale, méthodique et complète de la France, comparée aux autres grandes puissances de l'Europe,* Paris, 1846. 4 vol. in-8° (I. 466.)

(2) En 1602, Sully créa le premier *cabinet de politique et de finances ;* Richelieu, Colbert, Louis XIV exigèrent des intendants des mémoires circonstanciés et des recherches numériques sur les divers faits administratifs ; Boulainvilliers les résuma en 1727 ; M. de Gournay proposa, en 1766, d'organiser un centre de renseignements dont François de Neufchâteau, devenu ministre de l'intérieur, fit un bureau de statistique en 1796.

l'antichambre du ministre et prêts à être portés aux commis des postes. Collot d'Herbois, en feuilletant le questionnaire, crut y trouver les preuves d'un complot contre la Constitution et fit citer Garat à la barre de la Convention.

— La circulaire du ministre, disait Collot d'Herbois, ne traite que d'intérêts particuliers. Cet imprimé, pour demander aux communes la solution d'une immensité de questions, me paraît suspect. Ce cadre a été préparé pour des questions très-insidieuses. Il y en a où l'on demande des étymologies sur le mot *commune*? A quel âge les filles sont nubiles? S'il y a beaucoup de fausses-couches? Si les rougeoles et coqueluches sont fréquentes? Que direz-vous en voyant un ministre de la nation oser demander à toutes les communes si les bonnes mœurs sont en vigueur? Si les propriétés sont respectées? Quand vous le verrez demander encore ; A-t-on confiance dans les assignats? Y a-t-il du numéraire en circulation? Quelle différence l'opinion publique met-elle entre ces deux monnaies? Enfin, vous sentirez la perfidie de ce dernier article : Quel est l'état des choses? Et quels seraient les moyens de l'améliorer? Jugez quels inconvénients résulteraient de ces questions si les communes étaient aussi imprudentes à y répondre que le ministre effronté à les poser? (Séance du vendredi 2 août 1793. — *Moniteur*, XVII, 302).

Garat, décrété d'accusation, eut quelque peine à se disculper, expliquant que ces imprimés étaient le point de départ d'une enquête sur l'état de l'agriculture et du commerce et les moyens de donner plus de mouvement à ces deux sources de la prospérité publique. Danton, qui présidait, dut quitter le fauteuil pour le défendre et ne réussit à le sauver qu'aux dépens de son amour propre. Cet essai d'études statistiques dégoûta certainement Garat de les continuer et donna à réfléchir à ceux de ses collègues ou de ses successeurs qui, sous ce régime de méfiance, eussent été tentés de demander et de centraliser des documents de cette nature. Le 15 août suivant, Garat donnait sa démission.

Les craintes de Collot d'Herbois n'étaient que le reflet de celles des paysans et même des bourgeois lorsque, sous l'ancien régime, on essayait de recenser les gens ou de calculer les faits. On ne tenta jamais, avant 1801, un dénombrement général (1); son exécution passait pour impraticable tant on

se serait heurté à des préjugés, à des obstacles, à des périls que le gouvernement royal n'était point assez fort pour vaincre. A la veille de 1789, un officier de talent, le chevalier des Pommelles, s'exprimait ainsi sur ce sujet (2) :

— Le peuple a de telles préventions contre les dénombrements, qu'en 1786, l'Assemblée provinciale d'Auch a été obligée de l'interrompre dans sa province à cause de la rumeur que cela occasionnait. Il faudra beaucoup de temps avant d'inspirer assez de confiance au peuple pour le guérir de ses préjugés à cet égard. La négligence, le défaut d'ordre, l'intérêt particulier, la multitude d'agents qu'on serait forcé d'employer, produiraient infailliblement de grandes erreurs qui seraient achetées chèrement par les tumultes du populaire et les abus de la répression.

En insistant sur les irrégularités de la plupart des calculs appréciatifs de la population, M. des Pommelles indiquait *les registres de l'état civil* comme les seuls éléments à l'aide desquels on pût, pour son époque, discuter les variations de la vie humaine et les conditions diverses de l'état social.

— Depuis la déclaration du roi de 1736 sur la tenue des registres des paroisses, dit-il, on est certain, à quelques négligences près, de la quotité des naissances, des morts et des mariages de chaque canton. D'après cela, par le moyen de dénombrements particuliers, en comparant l'année commune des naissances avec le nombre des habitants, on a observé que dans les provinces les plus stériles de la France, telles que le Limousin, où il y a beaucoup d'émigrations, il y avait une naissance pour 22 habitants, même dans les plus mauvais cantons, et, dans d'autres pays plus fertiles, une naissance pour 29. On en a conclu que, pour évaluer la population de la France, on ne pouvait pas multiplier l'année commune des naissances par un chiffre plus faible que 22 ou plus fort que 29. Mais, comme cette proportion varie des campagnes aux villes, par la quantité de paysans qui vont y chercher de l'ouvrage et de débauchés qui s'y vont distraire, et aussi d'une communauté rurale à l'autre en raison du plus ou moins de fertilité du sol et des facilités du bien vivre, il a fallu chercher entre ces deux termes une moyenne proportionnelle pour multiplier la totalité des naissances.

L'abbé d'Expilly avait choisi pour multiplicateur le terme

---

(1) La population ancienne de la France a été évaluée avec une sérieuse approximation, par Généralité, à trois époques, en 1700, 1762 et 1784; mais les premiers recensements officiels exécutés simultanément sur toute l'étendue du territoire, avec des règles précises et une méthode scientifique, ne le furent qu'en 1801 et 1806.

(2) *Tableau de la population de toutes les provinces de France, et de la proportion, sous tous les rapports, des naissances, des morts et des mariages depuis dix ans, d'après les registres de chaque Généralité*, par M. le chevalier des Pommelles, lieutenant-colonel d'état-major. — Paris, 1789. In-4°.

25, M. Moheau 25 1/2, M. Necker 25 3/4. La population totale de la France, calculée d'après ces bases, était en 1774, suivant M. Moheau, de 23,845,177 habitants. En 1777, d'après M. des Pommelles, qui affirme avoir parcouru tout le royaume, avoir examiné les registres de toutes les intendances, avoir fait lui-même tous les calculs, cette population était de 25,065,883. En 1781, d'après M. Necker (*Traité de l'Administration des finances*, page 206), elle était de 24,385,845.

Ces procédés de calcul ont un certain intérêt historique ; il est curieux de les comparer à la méthode contemporaine, qui s'accommode rarement de ces approximations et de ces moyennes. D'autre part, ces études avaient des vues profondes et conduisaient à des rapprochements qui prouvent une fois de plus que nos soi-disant découvertes, dans l'ordre moral comme dans l'ordre physique, ne sont souvent que des efforts de mémoire. J'en citerai trois :

Les Alsaciens fournissent, par des enrôlements volontaires, 1 soldat sur 61 habitants; les Lorrains, 1 sur 72 ; les Tourangeaux, 1 sur 373; ceux du Bourbonnais, 1 sur 425.

Depuis dix ans (1778 à 1788), en France, la supériorité des naissances sur les morts a été de 2/23; en Prusse, de 7/25 (*Gazette de France* du 5 mai 1789.)

En 1778, on a établi une Assemblée provinciale dans la Généralité de Montauban ; depuis cette époque, cette province est celle du royaume qui donne la proportion la plus forte pour les progrès de la population. Faut-il en conclure une action directe des faits administratifs sur la marche normale de la société?

On pressent, par cet exemple, à combien de rapprochements ingénieux, de dissertations piquantes, de comparaisons instructives donnerait lieu l'étude des collections de documents de l'ancien régime, traitées avec méthode et traduites en statistiques? Rien n'est moins connu que la société dont nous sommes à peine séparés par deux générations ; rien ne serait plus propre à éclaircir les malentendus, à dissiper les erreurs que ce rapprochement scientifique de deux mondes plus semblables qu'on ne pense et séparés par les mots beaucoup plus que par les faits. L'intérêt de cette comparaison avait été compris dès la réorganisation des services publics après la période révolutionnaire. Une circulaire sur la manière de rédiger les tableaux statistiques demandés par le Ministre de l'intérieur, en fructidor an IX, renferme un passage qu'on croirait dicté d'hier par les maîtres de la science contemporaine :

— Il n'est pas un bon esprit qui ne sente que le moment présent est un de ceux où il importe le plus de fixer le véritable état d'une nation. Ces grands changements survenus dans la condition des hommes depuis dix ans échapperont bientôt aux esprits les plus attentifs, ou disparaîtront en nuances fugitives, si on ne se hâte de les fixer par une comparaison étudiée des deux époques.

Toute la science de l'économie politique se déduit des faits; il faut donc en recueillir. Il faut surtout porter son attention sur les faits positifs, sur les calculs précis, sur les circonstances locales. Il est essentiel de rechercher les variations survenues dans la vie des citoyens. Le sort de la nation en général est amélioré et les usages sont changés. Il serait donc important d'avoir un tableau bien exact de la manière de vivre avant 1789, en distinguant ce qui se pratique dans les diverses classes de la société, dans les villes et dans les villages. On ne peut entrer dans trop de détails à ce sujet, sur les coutumes civiles et religieuses, sur les mœurs privées, etc. Les recherches faites sur la population exigent une attention particulière, spécialement en ce qui concerne les enfants, le moment où leur travail devient utile, la pratique des villes et celle des champs, etc. (1).

C'est à cette note judicieuse que l'on dut la rédaction des statistiques départementales publiées de l'an IX à l'an XIII, au nombre de trente-cinq, indépendamment de douze mémoires moins détaillés dont trois furent publiés de nouveau avec des suppléments, en 1807 et 1808. Le nom de quelques-uns des administrateurs qui s'attachèrent à ces études jusque là fort dédaignées prouve combien le courant de l'opinion avait changé; les livres publiés par MM. de Barante (département de l'Aude), Saussay et de Verneilh (Mont-Blanc), Verninac (Rhône), Dupin (Deux-Sèvres), Bossi (Ain), Texier-Olivier (Haute-Vienne), etc.; sont de véritables modèles.

Cet exemple, venu de haut, était nécessaire. Beaucoup d'administrations se piquaient de tenir cachés des faits qui, par leur nature, admettaient le mieux la publicité. Cette

---

(1) Paris, an IX, in-folio. (Biblioth. nation. Catalogue, tome 1ᵉʳ, 49, L, 31, n° 7.) — M. Block (*Traité de statistique*, 25) attribue à Chaptal et à Pouchet la rédaction des cadres destinés à être remplis par les préfets ; mais la circulaire de fructidor an IX (août 1801) semble due à l'initiative de Lucien Bonaparte, alors ministre de l'intérieur, et de ses collaborateurs principaux : Félix Desportes, Fontanes, Barbier-Neuville. L'on savait déjà que faire de la statistique était le meilleur moyen de répondre aux vues du nouveau gouvernement.

[illegible]

soit ait, dans des conditions semblables de précision, pour dix, vingt ou trente villes de province, en Poitou, en Bretagne, en Bourgogne ou ailleurs, que de comparaisons, que de rapprochements, que d'aperçus jailliront de ces tableaux rétrospectifs!

Les mouvements intérieurs des populations constatés annuellement par les actes de l'état-civil forment des archives précieuses, contenant des notions de tout genre, précises et certaines sur l'histoire domestique des peuples et particulièrement sur les influences que subit la vie humaine sous l'action permanente ou accidentelle des événements sociaux.

Les naissances, les décès, les mariages expriment par leur association et leur diversité, les effets des événements physiques ou politiques et les divers degrés d'action qu'ils ont eu sur l'accroissement ou la diminution de la population.

NÉCESSITÉ DES ÉTUDES RÉTROSPECTIVES

Le livre qui touche spécialement Châtellerault, 200,000 faits numériques ou statistiques constatés sur les documents les plus probants, groupés d'après les éléments dont l'authenticité et la sincérité ne peuvent être mises en doute, ont affecté les sentiments et les intérêts de près de 6,000 familles pendant une longue période de plus de deux siècles (exactement 208 ans, de 1587 à 1795). Ce qui ajoute à l'autorité de ces documents, c'est que le contrôle en est facile, et qu'on pourra facilement vérifier, par l'examen de registres inventoriés naguère et placés désormais à la disposition du public, l'exactitude des chiffres que je publie dans les tableaux qui suivent.

Avant de livrer cette étude au jugement des savants, je me suis posé deux objections. En premier lieu, ces registres des paroisses, en général mal tenus, illisibles, avec des lacunes, des obscurités, de nombreuses irrégularités de rédaction, peuvent-ils être considérés comme des matériaux d'une sûreté scientifique suffisante pour servir de base à une étude approfondie? Je me suis rassuré en réfléchissant au petit nombre de collections authentiques et d'une exactitude rela-tive que nous a légué l'ancien régime. Les *registres des paroisses*, les *minutaires des notaires*, les *arrêts de justice* sont les seuls documents formant une suite normale que nous possédions pour saisir sur le vif, dégagée des phrases et des beaux semblants, la société d'autrefois; parmi ces trois catégories de pièces, les actes de l'état civil, bien qu'incomplets, forment par leur nature une série continue; ils constatent jour par jour non pas des accidents, des exceptions, mais le courant uniforme de l'existence avec ses allures monotones, et cette monotonie même est une garantie de précision.

La seconde objection est le cadre restreint de cette petite ville prise pour objet de mes observations. Les inductions morales et matérielles tirées des chiffres n'ont, dit-on, de valeur et de solidité qu'autant qu'elles portent sur un grand nombre d'observations faites simultanément sur plusieurs points. *La Logique de Port-Royal*, reproduisant l'affirmation d'Aristote qu'on ne saurait conclure du particulier au général, a vulgarisé l'adage : *nil sequitur geminis ex particularibus unquam*. Cet inconvénient n'est qu'apparent. Il ne s'agit point ici, en effet, de prendre pour type unique la ville de Châtellerault et de déduire, des faits constatés dans ses murs, ce qui aurait pu se produire ailleurs. Il est uniquement question dans ce travail d'une *statistique rétrospective*, limitée au seul point observé, et destinée à servir de modeste jalon en attendant des recherches semblables sur les actes de l'état civil d'autres localités. Ce n'est qu'après la rédaction d'un assez grand nombre de statistiques identiques à celle-ci qu'en les rapprochant, en les comparant l'une à l'autre, en soumettant à la critique les faits analogues ou contradictoires constatés ici et là, qu'on pourra conclure du particulier au général, et utiliser des travaux dont la valeur primitive augmentera à mesure qu'ils deviendront plus nombreux.

— Que ne saurait-on pas sur l'histoire de nos institutions, de nos finances, et sur les progrès de toutes nos affaires, disait, il y a déjà quarante-quatre ans, un ministre éminent (1), si l'on avait toujours soigneusement résumé les documents officiels les plus certains ? Alors on aurait, pour l'examen de beaucoup de questions, des bases admises par tout le monde et l'on se formerait une langue commune. *L'essentiel est de commencer, et d'être persévérant.*

De quels éléments neufs et précieux se serait enrichie l'érudition de nos historiens et de nos économistes si, pendant ces quarante-quatre années, après avoir commencé, on avait persévéré dans des recherches qu'il est d'autant plus méritoire de faire qu'elles profitent rarement à ceux qui les ont entreprises.

Les études statistiques ont contre elles, outre l'aridité qui leur est propre, les préjugés soulevés par l'abus qu'on fait des chiffres. Elles s'imposent à la raison, lorsqu'elles opèrent uniquement sur des faits, traduits en chiffres ; mais il les faut employer de bonne foi, sans préoccupation de système, et avec des bases assez larges de nombre et de durée pour ne point courir la chance de présenter comme résultats généraux des résultats partiels, incomplets, ou choisis sans discernement (2).

La France abonde en documents bien élaborés, répartis dans les comptes-rendus des ministres, des administrations publiques et des grandes compagnies de chemins de fer ou de finance. Le nombre même de ces documents en interdit l'étude. Il est presque impossible aujourd'hui de réunir la série des publications faites depuis le commencement du siècle, ou seulement depuis 1834, date que l'on peut fixer comme celle de l'introduction d'une sûreté relative dans les documents statistiques officiels. Un seul tableau chronologique, bien étudié, groupant les services et précisant les faits, ferait apparaître utilement des résultats qui se trouvent épars dans de volumineuses collections que nul ne possède en son entier, car il faudrait, pour les réunir et les classer, la vie d'un homme et un esprit de persévérance que l'on n'acquiert qu'avec l'âge. Les matériaux seraient réunis qu'il faudrait encore les éclairer et les vivifier par un travail de rapprochement et de critique auquel un bien petit nombre de personnes est en mesure de se livrer. Des travaux de ce genre ne peuvent plus être entrepris que par des Commissions spéciales disposant des ressources et des moyens que procure l'attache officielle (3).

Pour tout ce qui est antérieur à la Révolution, au contraire, l'initiative individuelle et le travail personnel conservent leur valeur et peuvent seuls venir à bout de recherches où, pourvu que le cadre soit identique et les types choisis homogènes, la patience et l'esprit de suite sont les qualités indispensables. Les matériaux font défaut, à cette époque, pour la plupart des statistiques contemporaines; mais la statistique de la population, les variations de la vie humaine et les inégalités de l'état social avant et depuis 1789 offrent un champ assez vaste à l'esprit d'entreprise des explorateurs.

Les dix tableaux qui résument mes recherches se divisent en trois classes : 1° cinq où sont groupés, dans leur ordre chronologique, les faits constatés de 1587 à 1792, et qui forment la partie essentielle, la base impersonnelle de ce travail; 2° trois où sont formulés certains des résultats que font ressortir les premiers tableaux et qui servent à en préciser le commentaire; 3° deux enfin où sont établis par année, de 1790 à 1878, les mouvements de la population du Châtellerault contemporain. En voici le détail :

I. Dépouillement statistique du nombre des actes de

---

(1) M. Duchâtel, ministre du commerce, dans une note du 4 août 1834, à l'occasion de tableaux qui furent publiés en 1835 sous ce titre : *Documents statistiques sur la France.*

(2) Comte d'Angeville. — *Essai sur la statistique de la population française considérée sous quelques-uns de ses rapports physiques et moraux.* Bourg, 1836, in-4°.

(3) L'ingénieur Brion de La Tour qui publia, en 1789, un *tableau de la population de la France,* soutient avec talent la thèse des monographies et la justifie par la sagacité qu'il emploie à utiliser les 72 ouvrages spéciaux existant à cette date.

... registres et les sépultures ... annuellement ... des sept paroisses de Châtellerault ...

... dans les sept paroisses de Châtellerault, de 1587 à 1649, période primitive pendant laquelle ... et les sépultures ne sont point inscrites régulièrement.

... Statistique comparée du nombre des baptêmes et des sépultures, dans les cinq paroisses urbaines de ... pour les quatre périodes décennales de 1681 à 1690, 1721 à 1730, 1751 à 1760 et 1781 à 1790.

... Statistique pour les deux paroisses rurales ...

... de la ville de Loudun au dix-huitième siècle, ... des baptêmes, mariages et sépultures ... de 1781 à 1790.

VI. Statistique comparée de l'état-civil dans les paroisses ... les paroisses pauvres de Châtellerault, pour la période décennale de 1684 à 1694.

VII. Statistique du parrainage, dans les cinq paroisses urbaines de Châtellerault, pour les trois périodes de 1701 à 1710, 1761 à 1770 et 1781 à 1790.

VIII. Statistique des illettrés, présentant, pour chaque paroisse le nombre des signatures apposées aux registres pour 100 individus présents à la rédaction des actes, pour les quatre périodes : avant 1660, de 1660 à 1700, de 1700 à 1760 et de 1760 à 1790.

IX. Statistique annuelle des naissances, des mariages et des décès de la commune de Châtellerault, de 1790 à 1878.

X. Statistique décennale comparée des mariages et des naissances pendant la même période.

HISTORIQUE DES REGISTRES DES PAROISSES

Les registres de l'état-civil ont été créés par une ordonnance de François Ier, donnée à Villers-Cotterêts, au mois d'août 1539, sous l'inspiration du chancelier Poyet. Jusque-là, les familles du peuple étaient dans l'impossibilité absolue de constater les naissances, les mariages et les décès de leurs membres. Les familles nobles possédaient leurs *chartriers*; les contrats de mariage et les testaments servaient à établir leurs généalogies; les familles de la bourgeoisie, appartenant à la magistrature ou au négoce, tenaient des *livres de raison* où l'on relatait les principaux faits domestiques; enfin, les églises avaient des *registres* où l'on inscrivait les décès des ecclésiastiques, des seigneurs, des bienfaiteurs des couvents et des paroisses. En dehors de ces documents, lorsqu'il s'élevait des difficultés, et elles étaient nombreuses, surtout en matière d'héritage, il fallait recourir à la procédure par témoins, enquêtes toujours longues, coûteuses et incertaines. L'ordonnance de 1539 prescrivait aux curés de tenir registre de tous les baptêmes, mais seulement des baptêmes. Jean Bodin, natif d'Angers, député du tiers-état aux États de Blois, et dont le *Traité de la République* a devancé et les lois de Montesquieu, signala les lacunes de la

pratique, et fut le promoteur de l'ordonnance de Blois (1579) qui, dans son article 181, enjoignait aux curés de tenir registre des *baptêmes, mariages et sépultures*, et de déposer chaque année la copie de ces registres au greffe du bailliage le plus rapproché. L'ordonnance civile de 1667 précisa la forme des actes et assura leur conservation. Malgré toutes les précautions, ces registres étaient incomplets, remplis d'inexactitudes et d'omissions comme le prouvent d'innombrables rectifications judiciaires; de plus, les Protestants et les Juifs en étaient exclus. La déclaration du roi de 1736 apporta quelque remède à cette situation sans perfectionner suffisamment une législation que l'Assemblée constituante dut réformer. Les lois des 20 septembre 1792 et 28 pluviôse an VIII confièrent aux municipalités la rédaction et la garde des actes de l'état-civil, devenus la base légale de notre société moderne.

Les registres de l'état-civil de Châtellerault antérieurs à 1792, compulsés pour cette étude, se composent de 33 volumes in-folio comprenant 15,266 feuillets et 156,650 articles. Ils commencent en 1587 pour finir au 30 octobre 1792. C'est le dépouillement de ces documents qui a permis de dresser les tableaux statistiques ci-après.

La ville de Châtellerault se divisait autrefois en 7 paroisses, dont cinq urbaines (celles de Châteauneuf, de Saint-Jacques, de Saint-Jean-Baptiste, de Notre-Dame et de Saint-Romain) et deux rurales (celles d'Antogné et de Pouthume). Il y avait de plus des registres particuliers pour les couvents, l'hôpital-général et le Consistoire.

La superficie du territoire de Châtellerault était de 3.780 hectares 24 ares 80 centiares, dont 433 hectares pour la ville proprement dite, dans son enceinte fortifiée, 475 hectares pour le faubourg de Châteauneuf et 2.872 hectares pour les deux paroisses rurales.

Il serait intéressant de calculer, à certaines dates, quelle pouvait être la densité de la population. Cette donnée a de l'importance; elle explique parfois les faits économiques, sociaux et même politiques; malheureusement, il est impossible d'évaluer avec certitude le chiffre de la population, précisément aux époques où il serait le plus nécessaire de le déterminer. Les recensements particuliers opérés plusieurs fois dans un but spécial ne présentent pas des garanties suffisantes d'exactitude; les documents officiels sont, à des dates rapprochées, en contradiction manifeste; quant aux indications qu'on pourrait tirer des rôles d'impôt, des rentes féodales, de la répartition des logements militaires, etc., cette recherche, dans l'état actuel de dispersion des documents de cet ordre, exigerait, pour être complète, un temps infini et un travail hors de proportion avec les résultats désirés.

Comme la puissance de production, la vitalité générale d'un pays ou d'une ville dépendent avant tout du nombre de ses habitants, il est essentiel de chercher si la population demeure stationnaire, s'il s'y produit des accroissements ou des diminutions, et quelles en sont les causes.

Le moyen le plus simple de mesurer les pertes ou les progrès de la population serait de comparer des recensements opérés à diverses époques; le chiffre d'un recensement étant la résultante des causes qui se sont produites en divers sens,

l'analyse des faits annuels de l'état-civil entre deux recensements peut fournir l'explication des différences lorsqu'elles sont sensibles. Ce procédé, en ce qui concerne l'histoire de Châtellerault sous l'ancien régime, ne donnerait pas de résultats assez positifs et il est inutile de disserter sur des hypothèses. Il y a cent ans, les publicistes les plus sérieux ne pouvaient s'accorder sur le chiffre de la population d'une province, ni même sur le nombre des habitants d'une même ville, à la même date. Il serait présomptueux de prétendre réussir là où les contemporains ont échoué.

En 1789, le nombre des habitants de la Généralité de Poitiers était évalué par *Les Etrennes universelles*, sorte d'annuaire-almanach rédigé par des savants, à .... 720,094.
d'après Brion, à .... 694,000.
d'après Necker, à .... 690,500.
d'après Expilly, à .... 667,525.
d'où ressort entre les deux chiffres extrêmes un écart de 52,569, presque 1/13.

A la même époque, le nombre des habitants de Poitiers était, d'après Dutens, de 25,000
d'après Brion 21,000
d'après Busching 20,000
d'après Robert de Hesseln. 18,000
d'après Necker 17,500
d'après *Les Etrennes nationales*, recueil qui se piquait d'avoir des correspondants dans les bureaux de toutes les intendances du royaume. 16,000
Ici, l'écart s'élevait à 9,000, plus du tiers.

La population de Niort variait de 10,000 suivant le professeur Robert, à 19,000 d'après les calculs de Brion. Celle de Châtellerault, fixée à 8.000 par Robert, s'élevait à 10,000 avec Brion, à 10,500 avec Dutens. Examinons si les documents locaux inédits peuvent apporter dans ces évaluations plus de précision et de concordance.

Le 4 juillet 1689, une délibération du Conseil de ville constait que Châtellerault, abandonné de la plupart de ses habitants fuyant les persécutions religieuses (1), ne compte guère plus de 900 feux, en pauvres ménages d'artisans, couteliers et tisserands. A cinq personnes par feu, chiffre habituellement adopté en Poitou par les mémoires des contemporains, on arrive à 4.500 habitants (2).

Le 2 juin 1690, le Conseil déclare, dans une supplique à l'Intendant pour éviter une garnison de cavalerie dont on menaçait la ville, qu'il ne reste plus à Châtellerault que 150 bourgeois ou artisans en état de pouvoir loger des soldats.

Le 30 avril 1703, à propos du procès des tailleurs qui exagéraient le monopole de leur corporation, il est attesté que la ville compte 1.700 familles formant une population d'environ 12.000 individus. Chaque famille était évaluée à 7 membres. Il s'agissait en cette occasion d'un débat entre habitants, tous au fait de la situation, et le chiffre approximatif de la population n'y peut être suspecté d'altération comme lorsqu'on cherchait à influencer l'autorité supérieure pour obtenir un allègement d'impôt. Il est toutefois impossible d'admettre, si le chiffre de 1689 est accepté comme vrai, que la population ait triplé en 14 ans, au lendemain de la révocation de l'édit de Nantes, au milieu des grandes guerres de Louis XIV, en pleine disette (3).

Le 4 août 1725, après une période de vingt-deux années troublées par des guerres, des famines, des épidémies et le terrible hiver de 1709, le Conseil de ville constate que Châtellerault ne compte plus que 8.000 habitants *dont 5.332 mendiants*. Il était question de la suppression de l'hôpital-général, et le Conseil peut avoir exagéré la misère de ses administrés.

En 1789, d'après les ordres de M. Le Nain, baron d'Asfeld, intendant de Poitiers, un magistrat de Châtellerault, M. Roffay, rédige un mémoire statistique dont les renseignements, puisés

(1) Voir mon *Inventaire historique des archives de Châtellerault*, page 18, notes 38 à 41.

(2) En ajoutant à ce chiffre les 3.000 protestants fugitifs dont parle Roffay dans ses *Mémoires inédits*, on arrive à une population de 7.500, précisément celle qu'il assigne à l'année 1700.

(3) Les calculs de M. Roffay sont eux-mêmes un puissant argument contre le chiffre de 1703. Roffay n'avait point intérêt à exagérer les pertes infligées à la ville par la révocation de l'Édit de Nantes, et, d'autre part, il est impossible d'admettre de 1700 à 1703, qui sont précisément des années de forte mortalité, un accroissement de population de 4560 individus, c'est-à-dire de 60%.

aux meilleures sources, fixent la population de la ville à 8.650 individus pour 1684, 7.440 pour 1700, 9.735 pour 1750.

Le 5 janvier 1790, lors de la préparation des listes électorales, le Conseil base ses calculs sur une population agglomérée de 9.000 habitants, plus un millier dans les paroisses rurales des faubourgs. Ce chiffre de 10.000 était celui de Brion et de Necker.

Ces huit évaluations sont les documents uniques pouvant suppléer à des recensements; la contradiction manifeste qui existe entre leurs données et, sauf en 1703, l'intérêt évident qu'avait l'administration municipale à aggraver sa situation apparente, ne permettent de les accepter que comme des indications historiques et non comme des jalons assez solides pour marquer le chemin parcouru. Ce résultat négatif a tout au moins cet avantage de nous prémunir contre la tendance qui fait accepter chaque document ancien comme une preuve; la sincérité administrative était chose à peu près inconnue sous l'ancien régime; l'arbitraire étreignait la province, les armes les moins loyales paraissaient bonnes pour lutter contre ce détestable ennemi.

Si l'on applique au nombre total des naissances de chacune des années prises pour points d'observations les procédés de calcul des économistes d'avant 1789, Brion, Necker, etc., c'est-à-dire le multiplicateur moyen 25, on obtient des résultats qui marquent combien cette méthode est défectueuse quand on ne la corrige pas par les atténuations de la loi des grands nombres.

En 1684	5.275 habitants
1689	6.225 —
1690	6.375 —
1700	8.200 —
1703	6.450 —
1725	7.050 —
1750	8.100 —
1790	6.500 —

Il paraît certain que, dans l'ensemble des provinces de l'ouest et du centre, la population a fortement diminué du quinzième siècle au dix-septième, et qu'elle n'a repris une marche ascendante que vers le tiers du dix-huitième siècle. De récents travaux historiques ont établi les causes multiples de ce phénomène social. D'après des renseignements tirés des rôles d'impôts aux archives de l'Intendance de Poitiers, l'aucienne Élection de Châtellerault, représentant presque exactement l'arrondissement actuel, comptait, en 1764, une population de 31.250

En **1787**, ce chiffre s'élevait à 35.600

    1801, à 44.403

    1859, à 58.819

    1878, à 67.273

Le nombre des habitants a donc doublé depuis un siècle ; mais l'accroissement annuel, si l'on entre dans le détail, est très-inférieur, de 1859 à 1878, à ce qu'il était de 1801 à 1858, et surtout de 1815 à 1855. Les causes de ces variations sont discutées ; il en est tant qui sont plus apparentes que réelles que nous n'essayerons pas d'en épuiser la matière.

Le tableau n° IX, donnant la statistique du mouvement annuel de la population de la commune de Châtellerault, de 1790 à 1878, permet de comparer les variations de la population sous l'ancien régime avec les mêmes fluctuations pendant l'époque contemporaine. En 1684, la population était d'environ 8,650 individus, habitant 1,900 maisons de ville ou métairies appartenant à 400 propriétaires (1) ; en 1878, sur un territoire d'une surface égale, on compte 15,262 habitants, 2,107 maisons dans la ville, 1,321 dans la banlieue, et 2,453 propriétaires (2). Ce simple rapprochement ne marque-t-il pas à lui seul la différence des temps et le progrès moderne?

De 1790 à 1870, le nombre des naissances excède le nombre des décès de seulement 1,472 ; de 1870 à 1878, en sept ans, par le fait des malheurs de la guerre, cet excédant n'est que de 15. L'augmentation de la population provient, pour la majeure partie, de l'immigration de nombreuses familles rurales et de quantité d'ouvriers étrangers attirés par la création de la manufacture d'armes de l'Etat. En comparant les périodes décennales du dix-septième et du dix-huitième siècles à celles du dix-neuvième, ainsi de 1681 à 1690, de 1701 à 1710, de 1790 à 1800, etc., on rencontre ce résultat inattendu que pendant deux siècles la moyenne annuelle des naissances ne varie que dans de faibles proportions, 231 pour 1681-1690, 297 pour 1781-1790, 274 pour 1820-1829. A une époque où la population paraît n'avoir pas dépassé 8,000 habitants (1761 à 1770), la moyenne des naissances est de 333 par an ; un siècle plus tard (1861 à 1870), alors que la population exactement recensée dépasse 15,000 individus, cette moyenne n'est que de 324. On peut en conclure que la fécondité des mariages a diminué de plus de moitié. Cette hypothèse est confirmée par cette double considération, que le nombre des mariages a cependant considérablement augmenté avec le chiffre de la population et que, dans les chiffres anciens, les protestants ne figurent pas sur les registres des paroisses tandis que leur nombre est compris dans l'évaluation totale d es habitants.

(1) Manuscrit original de Roffay à la Bibliothèque nationale.

(2) Archives de l'Administration des contributions directes.

X. — STATISTIQUE DÉCENNALE DE **1790** A **1870**.

PÉRIODES	NOMBRE DES ACTES DE L'ÉTAT-CIVIL		
	Naissances	Mariages	Décès
1790 à 1799	2.761	935	2.511
1800 à 1809	2.820	863	3.061
1810 à 1819	2.867	901	2.389
1820 à 1829	2.741	756	2.466
1830 à 1839	2.852	1.033	2.656
1840 à 1849	3.415	1.165	2.959
1850 à 1859	3.286	1.134	3.161
1860 à 1869	3.248	1.155	3.315
	23.990	7.942	22.518

STATISTIQUE DES BAPTÊMES ET DES SÉPULTURES

L'ordonnance de 1579 sur la tenue des registres des paroisses ne fut exécutée immédiatement que dans le faubourg de Châteauneuf, paroisse la plus peuplée et la plus pauvre. Les actes des trois catégories ne sont inscrits dans les autres quartiers avec exactitude qu'à partir de 1625, 1634, 1649, 1668 et même 1676, suivant les paroisses. En raison de ces lacunes, j'ai dressé le tableau des baptêmes de 1567 à 1649 dans un relevé spécial (tableau n° II) qui n'exige pas de commentaire particulier. De 1650 à 1795, la tenue régulière des registres m'a permis de procéder au dépouillement complet des actes de l'état-civil et d'en établir les chiffres annuels, par paroisse et par catégories (tableau n° I). Les décès des petits-enfants ne sont point inscrits dans la plupart des paroisses, même après l'ordonnance de 1667 ; ils ne figurent dans les unes qu'à partir de 1715, dans les autres que depuis 1736 et 1745. J'ai noté avec soin les années où ces lacunes sont le plus sensibles. J'ai divisé les sépultures en deux classes : adultes, enfants au-dessous de six ans. J'ai choisi cet âge comme limite parce que, au-delà, la mortalité se régularise, et aussi parce que l'âge étant fort rarement noté pour les enfants et l'acte se bornant presque toujours à une brève annotation telle que celle-ci : *sépulture ce jourd'hui l'enfant d'un tel*, on est certain que, sauf dans les cas d'épidémie (paroisse de Saint-Jacques, 1747 à 1766), les mentions de ce genre ne s'appliquent qu'à de très-jeunes morts. Les curés appelaient après six ans révolus les enfants au catéchisme et aux petites écoles ; jusque-là, ils comptaient pour peu de chose ces petits êtres moissonnés en si grand nombre par la misère, les logements insalubres, le froid, la disette et qui, inutiles à leur famille tant qu'ils n'étaient pas en état de travailler, dédaignés par la loi civile pour leur incapacité, rebutés par l'Église tant qu'ils n'étaient pas instruits de la Religion et préparés à la première communion, ne représentaient dans l'état social d'alors qu'un accident, un chiffre, pas même un nom.

Jusqu'en 1688, la perte de quelques cahiers ne permet de détailler les comparaisons annuelles, que pour les paroisses de Châteauneuf et de Saint-Jacques ; la première habitée par des mariniers, des ouvriers, des tisserands ; la seconde, avec peu d'artisans, était le quartier des tanneurs, des hommes de loi, des notaires, des avocats, des chirurgiens. De 1650 à 1660, on trouve dans ces deux paroisses :

	NAISSANCES	MARIAGES	DÉCÈS
Châteauneuf.	992	223	470
Saint-Jacques.	567	116	147
	1,559	339	617

Le nombre des décès par rapport à celui des naissances est de 50 0/0 à Châteauneuf, de 26 0/0 à Saint-Jacques *non compris les morts d'enfants*. Cette proportion est effrayante ; elle le devient plus encore si l'on en considère la cause ; ici la misère, là des ressources assurées. Au dix-septième siècle, en passant de la rive droite à la rive gauche de la Vienne, c'est-à-dire de la maison bourgeoise au sordide logis de l'artisan, on mourait deux fois plus vite. A la même date, dans les paroisses rurales, c'est pis encore ; en 1658, à Pouthumé, 14 naissances, 14 décès ; en 1659, 15 naissances, 10 décès. Mêmes résultats, plus accentués, à signaler de 1660 à 1670.

	NAISSANCES	MARIAGES	DÉCÈS
Châteauneuf.	414	311	950
Saint-Jacques.	642	106	209
	1,056	417	1,159

Le malheureux quartier de Châteauneuf est décimé ; en dix ans, 414 naissances et 454 décès d'enfants au-dessous de six ans ; au total 950 décès, excédant les naissances de 536. Les années 1661 et 1662 furent particulièrement meurtrières :

en 1662, 53 naissances, 237 décès *dont 143 d'enfants.* C'est la plus forte mortalité du siècle ; on ne peut lui comparer que celle de 1710.

Continuant ces comparaisons pour la période décennale de 1684 à 1694, période troublée par les persécutions religieuses, la ruine de l'industrie châtelleraudaise et l'exil des plus riches familles, on retrouve dans les faits de l'état-civil le contre-coup de ces événements. Pour l'ensemble des sept paroisses, le nombre des naissances est de 2.683, celui des décès de 2.831, formant un déficit de 148. Comme nous l'avons déjà vu, ce sont les paroisses habitées par les artisans qui fournissent le plus lourd contingent de pertes.

VI	PERIODE de 1684 à 1694	NOMBRE DE		
		Naissances	Mariages	Décès
PAROISSES RICHES	Saint-Jacques	704	182	357
	Saint-Romain	18	23	22
PAROISSES PAUVRES	Chateauneuf	931	335	1.194
	Saint-Jean	664	279	871
PAROISSES RURALES		366	99	387
		2.683	918	2.831

La mortalité des petits enfants se chiffre par 1,051 sur 2,831 décès ; tandis que la moyenne annuelle des naissances est de 268, celle des décès est de 283.

De 1700 à 1710, malgré les désastres de 1709, l'excédant des naissances sur les décès est de 406. La paroisse de Châteauneuf reste en perte : 1,008 naissances ; 1,069 décès, *dont 595 d'enfants.* La moyenne des naissances se maintient : 2,683 de 1684 à 1694 ; 2,797 de 1700 à 1710, pour arriver à 3,113 de 1720 à 1730. (1) En résumé, la mortalité est considérable pendant les deux derniers siècles ; si elle marque des chiffres plus élevés, pendant tout le dix-huitième et notam-

(1) De 1820 à 1829, avec une population plus considérable au moins d'un tiers, le nombre des naissances ne sera que de 2741 (voir tableau n° X.)

ment de 1730 à 1792, c'est surtout parceque les décès d'enfants, environ 60 0/0 du nombre total, ne figurent qu'exceptionnellement sur les registres du dix-septième.

Sur la paroisse de Châteauneuf, que je cite de préférence à cause de la régularité de ses registres et des garanties de précision continue qu'ils offrent, on compte en cinq années, de 1730 à 1734, 354 sépultures dont 200 d'enfants; en 1735 et 1736, les sépultures des petits enfants ne sont pas indiquées, *à cause du grand nombre* (1) en 1738, 125 décès dont 88 d'enfants; en 1739, 150 décès, 101 enfants; en 1759, 152 décès, 96 enfants *presque tous morts au mois de septembre*. De 1730 à 1736, dans les autres paroisses, les morts d'enfants cessent également d'être inscrites sans doute pour le même motif. En 1731, la mortalité était considérable dans toutes les villes du Poitou; à Loudun, dans la seule paroisse de Saint-Pierre du Marché, il meurt 126 personnes du 26 juillet au 1er décembre.

Pendant la période de 1640 à 1670, on trouve à chaque page la mention de petits enfants morts aussitôt après leur naissance; à peine avait on le temps de leur administrer le baptême. Beaucoup de femmes meurent dans les cinq jours qui suivent la naissance de l'enfant, et toujours leur mort est suivie de celle du nouveau-né. La mortalité n'est point ici le résultat de l'allaitement mercenaire ou de l'allaitement artificiel, les plaies de notre époque; elle est due uniquement à la misère des parents, à l'incurie des médecins, au défaut de soins spéciaux, à l'insuffisance de la charité légale (2).

(1) De 1747 à 1766, dans la paroisse de Saint-Jacques, les décès des enfants au-dessous de quinze ans ne sont inscrits que lorsqu'il s'agit de familles notables.

(2) Voir mon mémoire : *La charité légale au dix-septième siècle ; le Bureau des pauvres et l'Hôpital-général de Châtellerault, d'après les documents inédits des archives* (Lu à la Sorbonne en 1877.)

STATISTIQUE DES MARIAGES

Le mariage est la première condition de l'accroissement de la population. Il est admis en principe que la fréquence des mariages, dans les pays ou la loi ne leur oppose aucune restriction, est l'un des indices les plus certains de la prospérité d'une nation; on affirme qu'on en voit diminuer le nombre à des époques de calamité, cherté, guerre, épidémies, disette, et que le progrès des unions légales reprend avec une nouvelle vigueur lorsque la crise est passée (1). A Châtellerault, c'est pendant les périodes malheureuses et c'est aussi dans les paroisses étreintes par la misère que se comptent les plus nombreux mariages. La disette seule en restreint le nombre, toutes les autres calamités l'augmentent (2).

Ce qui importe le plus est, non pas tant la multiplicité des unions légales que le nombre d'enfants par mariage. A Châtellerault, de 1600 à 1700, la moyenne est de 3 enfants, de 1701 à 1790 elle s'élève à 4; pour descendre jusqu'à 2, de

(1) Maurice Block. *Traité théorique et pratique de statistique*, in-8° Paris. 1878, page 415.

(2) Voir dans le même ouvrage, page 416, le tableau comparatif des mariages dans les divers pays de l'Europe, de 1865 à 1875.

1830 à 1839. Notre moyenne actuelle, en France, flotte entre 3 et 4. (1) De même aussi qu'à notre époque, pour l'ancien régime, le plus grand nombre de mariages se faisaient avant les grandes fêtes religieuses de Pâques et de Noël, en février et en novembre.

La fécondité des mariages n'est rien si la vie de l'enfant doit être abandonnée à tous les hasards. La statistique de l'enfance est la plus importante de toutes, celle qui intéresse le plus la société, la morale, et qui prépare l'avenir. Un courant d'opinion marqué a jeté, depuis quelques années, les économistes, les médecins et les législateurs dans le sens de ces études; ou recherche les moyens de supprimer les causes multiples qui rendent actuellement si effrayante la mortalité des nouveaux-nés et l'on admet enfin ce principe que la vitalité, la force de résistance et de production, la vivacité d'esprit même de l'adulte dépendent absolument des soins donnés à l'enfant. On calcule qu'aujourd'hui, en France, sur 100 enfants, il en meurt 34 dans les cinq premières années; en Italie, en Bavière, en Autriche, il en meurt 40; 25 seulement en Angleterre, 21 en Suède.

(1) Elle était en 1872, d'après la *Statistique de la France*, de 3,07.

A Châtellerault, avant la Révolution, cette proportion était affligeante, surtout dans la classe pauvre; elle atteignait souvent jusqu'à 95 0/0. De 1701 à 1710, dans la paroisse de Châteauneuf, il naît 1,023 enfants, il en meurt 595, âgés de moins de six ans. En 1710, 59 naissances, 110 décès d'enfants; en 1739, 88 naissances, 101 décès d'enfants. En 1750, sur la paroisse de Saint-Jacques, relativement riche et plus saine que la première, 63 naissances, 61 décès d'enfants; en 1773, 110 naissances, 85 décès d'enfants. Dans les paroisses rurales, la proportion est beaucoup meilleure; de 1741 à 1750, le nombre des décès d'enfants de moins de six ans arrive à 35 0/0 du nombre total des sépultures; mais, pour 381 naissances on ne compte que 138 décès d'enfants. La mortalité exceptionnelle des années 1782, 1783 et 1795 atteignit également les jeunes enfants et les vieillards.

On vivait fort âgé à Châtellerault, et, jusque vers 1786, il n'est pas d'année où l'on ne constate la mort d'un ou de plusieurs centenaires. Tous les vieillards de plus de soixante-dix ans disparaissent de 1787 à 1795; la cause ne doit-elle pas en être attribuée aux secousses morales de cette époque, au changement des habitudes, à l'ébranlement du cerveau en face des surprises, des émotions produites par tant d'événements extraordinaires?

LE PARRAINAGE DES PAUVRES

La statistique des naissances mérite, au point de vue spécial des baptêmes et du parrainage, une attention particulière. Cet examen approfondi ouvre un champ nouveau aux études de l'historien et du moraliste. On rencontre partout, dans une proportion plus ou moins forte, ce lien du patronat chrétien qui descendait des classes dirigeantes sur les classes laborieuses et qui remplaçait pour certaines familles influentes la clientèle romaine; mais si les riches et les puissants du jour ont, toujours et en tout pays, tenu à honneur et à profit de patroner par eux ou par leurs enfants les familles pauvres au moyen du parrainage, il est plus rare de trouver cet ordre

renversé. On ne voit nulle part, sauf à l'état d'exception et de singularité (1), les pauvres devenant les patrons spiri-

(1) Le 24 juin 1766, la quatrième fille du duc d'Ayen fut baptisée à l'église Saint-Roch, et sa mère exigea qu'on lui donnât pour parrain et marraine *deux mendiants de la paroisse, parenté avec l'indigence qu'elle n'oublia jamais*. La duchesse d'Ayen, fille du chancelier d'Aguesseau, n'aimait que la retraite, et portait dans sa piété, avec les ardeurs de sa belle âme, quelque chose de l'austérité janséniste. (*Vie de la marquise de Montagu*, attribuée à Madame de Grammont, 1865. Paris, in-18. 4e édition.)

3

tuels des enfants de famille et mis ainsi en possession d'une sorte d'autorité morale sur ceux dont ils dépendaient au point de vue social. Quels que soient les motifs de cet usage (1)

(1) *Inventaire des archives municipales de Châtellerault*. page 16, note 44.

que l'on rencontre très-accentué au dix-huitième siècle et rarement avant 1685, c'est un fait anormal qu'il m'a paru nécessaire de signaler afin qu'on puisse rechercher s'il a des analogues dans d'autres localités ou en d'autres temps,

La statistique spéciale du parrainage, relevée acte par acte pour trois périodes décennales prises dans le cours du dix-huitième siècle, donne les résultats suivants dont l'étrangeté justifierait un volume de commentaires.

VII. — BAPTÊMES POUR LES CINQ PAROISSES URBAINES.

PÉRIODES D'OBSERVATION	NOMBRE EXACT DES			
	Baptêmes inscrits aux registres	Catégories de parrainage		
		ENFANTS PAUVRES PARRAINS RICHES	ENFANTS RICHES PARRAINS PAUVRES	PARRAINS DE LA CONDITION SOCIALE DE L'ENFANT
1701 à 1710	2.571	204	925	1.442
1761 à 1770	2.989	396	1.308	1.285
1781 à 1790	2.601	289	540	1.772
	8.161	889	2.773	4.499

L'étude de ces trente années, divisées en trois périodes, fournit pour 8,000 baptêmes près de 3,000 où, soit le parrain, soit la marraine des enfants de la classe supérieure sont des artisans, des apprentis, des domestiques, de pauvres hères, et même des mendiants. 889 enfants pauvres sont tenus sur les fonts par des bourgeois, des magistrats, des nobles, ou par leurs enfants; 4,499 seulement, c'est-à-dire un peu plus de la moitié, rentrent dans les conditions normales d'un parrain et d'une marraine de la même condition sociale que l'enfant baptisé. Fait plus singulier encore, c'est la période de 1761 à 1770 qui présente le plus grand nombre de ces parrainages renversés, 1,308 pour 2,989 baptêmes; cette tradition se perd à mesure qu'on approche de 1790; il semble que chaque classe, au lieu de s'associer, de s'unir aux autres comme dans les deux premiers tiers du siècle, se dérobe, se détache, s'isole. 540 cas de l'espèce sur 2,601 baptêmes; le parrainage à égalité de condition profite de la différence.

Une statistique spéciale non moins intéressante est celle des illettrés, telle qu'il est permis de la reconstituer au vu des signatures apposées sur les registres des paroisses, surtout au pied des actes de mariage, par les parties intéressées et les témoins. Cette statistique acquiert un intérêt plus vif lorsqu'il est possible, quand le texte du registre le permet, de constater la profession et l'âge des signataires et des illettrés.

Dans la paroisse populeuse de Châteauneuf, quartier des plus durs métiers, batteurs de fer, tisserands, charpentiers de bateau, voituriers par eau, la plupart des mariés et des témoins dans les actes de mariage, des parrains et marraines dans les actes de baptême, signent au registre, de 1676 à 1760. Les familles d'artisans sont lettrées ; *les femmes signent toutes;* et leur écriture est plus correcte que celle des hommes. Avant 1676, les registres irrégulièrement tenus, tantôt avec soin, tantôt avec négligence, suivant que le curé s'occupait ou non de cette importante partie de ses attributions civiles, ne permettent pas des relevés suivis ; après 1760, la décadence du couvent des religieuses de Notre-Dame priva partiellement les filles de l'instruction gratuite qu'on leur y donna pendant près d'un siècle et demi, de 1640 à 1790. Ces religieuses (1) importèrent à Châtellerault l'industrie de la broderie et inaugurèrent l'enseignement professionnel. En 1669, sur cette paroisse pauvre, il y avait un maître d'école, un maître de latin, et les deux vicaires tenant, à tour de rôle, la petite école d'église.

Sur la paroisse Saint-Jacques, quartier de bourgeoisie, les signatures, rares jusqu'en 1699, soit à cause de l'ignorance des intéressés, soit en raison simplement de la tenue détestable des registres, deviennent très-nombreuses à partir de 1700 ; sur la paroisse Saint-Jean, quartier marchand et riche, où le faubourg de Sainte-Catherine n'avait pas l'étendue qu'il a acquise depuis, nombreuses signatures depuis 1663. Sur la paroisse Saint-Romain, quartier ecclésiastique, où se trouvaient dans un espace restreint, les chanoines de la collégiale, deux églises, le collége, le couvent de Notre-Dame, et une vingtaine de familles de laboureurs, tout le monde signe. Dans les deux paroisses rurales, très-peu de signatures ; les paysans, même à une distance si rapprochée de la ville, paraissent complètement illettrés.

(1) De l'ordre de Saint Augustin, de la fondation du R. P. Fourier, curé de Mattaincourt, en Lorraine. Il existe actuellement, à Paris, trois maisons d'éducation dirigées par cet ordre ; la maison dite des Oiseaux, la maison de l'Abbaye-aux-Bois et le Couvent du Roule.

VIII. — NOMBRE DE SIGNATURES POUR 100 INDIVIDUS PRÉSENTS A LA RÉDACTION DES ACTES.

PÉRIODES D'OBSERVATION	NOMS DES PAROISSES											
	CHATEAUNEUF		SAINT-JACQUES		SAINT-JEAN		SAINT-ROMAIN		NOTRE-DAME		PAROISSES RURALES	
	HOMMES	FEMMES	HOMMES	FEMMES	HOMMES	FEMMES	HOMMES	FEMMES	HOMMES	FEMMES	HOMMES	FEMMES
Avant 1660	4	7	5	6	25	40	50	30	30	10	2	1
de 1660 à 1700	12	40	30	45	50	70	50	25	35	20	2	1
de 1700 à 1760	60	100	30	40	50	70	60	60	50	40	1	2
de 1760 à 1790	70	80	45	50	70	60	70	50	40	50	1	2

STATISTIQUE DES ENFANTS-TROUVÉS

Les registres de police de 1772 à 1790 permettent de dresser, pour cette courte période seulement, la statistique des enfants-trouvés. Les procès-verbaux d'exposition, de mise en nourrice, les requêtes à fin de secours, les conflits entre le seigneur engagiste et la ville, au sujet de la responsabilité propre à l'un et à l'autre pour l'entretien des enfants abandonnés, renferment des détails fort curieux et de nature à intéresser tous ceux que préoccupe à juste titre cette grave question, l'une des plus délicates subdivisions du problème social. La marque qui était attachée aux langes de l'enfant est encore fixée à beaucoup de procès-verbaux. On ne peut sans quelque émotion se heurter à ces débris visibles de la misère publique. Pendant cette période de dix-huit ans, le nombre des abandons d'enfants sur la voie publique est de 7 0/0 du nombre total des naissances. Ce rapport est à peu près le même que celui des enfants naturels aux naissances, au dix-neuvième siècle, dans la plupart des pays d'Europe (1).

En tenant compte des préjugés qui, sous l'ancien régime, mettaient en quelque sorte l'enfant illégitime au ban de la société, il est permis de supposer que tous les enfants trouvés, avant 1790, sont des enfants naturels ; le nombre de ceux qu'on n'exposait pas est si restreint qu'il ne peut influencer sérieusement les calculs qui précèdent. De 1725 à 1790, on trouve dans les registres de fréquentes mentions du baptême d'enfants abandonnés ; ces malheureux meurent presque tous en bas âge ; les abandons sont plus nombreux de 1647 à 1669. Les enfants sont presque toujours recueillis par les habitants des maisons ou des boutiques sur la porte desquelles on les expose ; rarement on a recours aux magistrats pour leur faire désigner d'office une nourrice payée aux frais du seigneur ou de la ville.

La statistique du prix du blé, celle des arts et métiers, et celle de la charité légale, fourniraient matière, pour ces temps, si peu connus au point de vue social, qui ont précédé 1789, à des déductions instructives. Je noterai, entre cent, cette question : Le nombre des familles d'artisans où la mère demeure au foyer est-il plus grand ou plus petit en 1878 qu'en 1678 ou 1778? Pourquoi, avant 1789, le salaire du chef de famille suffisait-il à l'entretien domestique? Pourquoi, aujourd'hui, la mère doit-elle abandonner son intérieur et ses enfants pour augmenter par son propre travail, au dehors, le revenu commun? Mais les matériaux spéciaux à la ville de Châtellerault doivent, pour acquérir une valeur scientifique générale, pouvoir être comparés à d'autres éléments de même nature, soit en Poitou, soit dans des provinces voisines, et ces éléments n'ont point encore été recherchés, contrôlés et publiés. Puisse cet essai ouvrir une voie neuve à ces savants investigateurs, répandus en si grand nombre dans nos petites villes de province, et qui trouveraient, dans le dépouillement exact de tant de documents négligés, un précieux motif d'application et l'emploi d'une sagacité trop souvent gaspillée au profit d'une érudition stérile.

(1) En France, ce rapport augmente insensiblement ; il diminue en Angleterre. Il varie dans ces deux pays, entre 1830 et 1875, de 6,72à 7,61. En Allemagne, il arrive jusqu'à 22 0/0.

TABLEAUX STATISTIQUES

relevés sur les Documents des Archives
et présentant, par paroisse,
le mouvement annuel de la population

DE LA VILLE DE

CHATELLERAULT

De 1587 à 1795

PAR

VICTOR DE SAINT-GENIS

DÉPOUILLEMENT STATISTIQUE DU NOMBRE DES ACTES INSCRITS ANNUELLEMENT

ANNÉES	Hôpital général			Paroisse de Châteauneuf					Paroisse de Saint-Jacques					Paroisse de Saint-Jean-Baptiste				
	Sépultures					*Sépultures*					*Sépultures*					*Sépultures*		
	Adultes	Enfants au-dessous de 6 ans	Total	*Baptêmes*	*Mariages*	Adultes	Enfants au-dessous de 6 ans	Total	*Baptêmes*	*Mariages*	Adultes	Enfants au-dessous de 6 ans	Total	*Baptêmes*	*Mariages*	Adultes	Enfants au-dessous de 6 ans	Total
1650	»	»	»	107	21	41	»	41	31	9	16	»	16					
1651	»	»	»	100	12	29	»	29	48	7	14	»	14					
1652	»	»	»	73	13	40	»	40	48	5	33	»	33					
1653	»	»	»	66	9	45	»	45	49	18	15	»	15					
1654	»	»	»	86	7	15	»	15	53	11	8	»	8					
1655	»	»	»	111	33	21	»	21	59	11	6	»	6					
1656	»	»	»	84	35	33	»	33	62	12	7	»	7					
1657	»	»	»	74	25	25	»	25	48	11	6	»	6					
1658	»	»	»	109	22	39	»	39	71	4	11	»	11					
1659	»	»	»	87	17	36	67	103	48	16	12	»	12					
1660	»	»	»	95	29	56	23	79	50	12	19	»	19					
1661	»	»	»	90	28	74	75	149	67	19	31	»	31	13				
1662	»	»	»	53	15	94	143	237	46	6	83	»	83	53				
1663	»	»	»	74	30	28	50	78	53	15	16	»	16	71				
1664	»	»	»	102	29	25	21	46	48	15	13	»	13	74				
1665	»	»	»	»	26	42	33	75	58					76				
1666	»	»	»	»	23	55	17	72	69					87				
1667	»	»	»	»	36	46	21	67	60					80				
1668	»	»	»	»	25	33	29	62	69	13	17	»	»	77	17	23	19	42
1669	»	»	»	»	44	36	31	67	54	10	28	11	39	92	»	51	39	90
1670	»	»	»	»	26	7	11	18	68	16	6	2	8	73	»	35	24	59
1671	»	»	»						72	17	3	»	3	81	35	35	45	80
1672	»	»	»						81	15	6	»	6	71	23	33	27	60
1673	»	»	»						56	11	9	2	11	88	26	31	34	65
1674	»	»	»						79	40	18	»	18	79	31	31	26	57
1675	»	»	»	107	32	49	57	106	70	12	13	»	13	68	8	35	29	64
1676	»	»	»	108	20	39	70	109	55	19	17	»	17	66	18	30	28	58
1677	»	»	»						72	14	11	»	11	70	23	25	32	57
1678	»	»	»						53	14	21	»	21	65	17	58	59	117
1679	»	»	»						52	12	22	1	23	55	13	64	34	98
1680	»	»	»						52	22	19	»	19	56	26	42	29	71
1681	»	»	»	82	21	45	67	112	67	15	27	2	29	59	30	51	36	87
1682	»	»	»	92	27	40	49	89	68	9	17	»	17	51	20	24	20	44
1683	»	»	»	79	24	40	42	82	36	11	23	»	23	69	17	26	24	50
1684	»	»	»	71	21	55	45	100	56	14	33	»	33	48	17	44	19	63
1685	»	»	»	72	32	75	48	123	62	28	32	»	32	66	21	37	21	58
1686	»	»	»	90	27	41	75	116	64	9	42	2	44	62	19	36	47	83
1687	»	»	»	77	32	38	46	84	69	25	23	»	23	42	28	34	23	57
1688	»	»	»	97	26	29	40	69	64	11	22	»	22	68	29	36	19	55
1689	»	»	»	89	26	44	37	81	65	12	38	»	38	65	28	46	36	82
1690	»	»	»	87	31	35	46	81	59	16	11	1	12	69	23	11	30	41
1691	»	»	»	104	34	46	43	89	66	13	24	2	26	60	38	33	25	58
1692	»	»	»	89	34	54	47	101	70	16	26	»	26	69	26	34	34	68
1693	14	»	14	91	32	94	96	190	77	23	46	»	46	72	22	105	61	166
1694	16	»	16	64	34	104	56	160	52	15	55	»	55	43	28	103	37	140
1695	3	1	4	103	41	35	40	75	64	34	18	»	18	78	52	36	29	65
1696	2	»	2	123	36	34	45	79	77	15	22	»	22	88	29	42	20	62
1697	7	»	7	116	32	25	69	94	78	19	17	»	17	87	22	32	26	58
1638	4	»	4	130	22	29	46	75	68	11	19	»	19	73	22	26	19	45
1699	5	»	5	91	11	32	42	74	71	14	23	»	23	66	29	34	30	64
1700	2	»	2	96	31	34	55	89	78	15	33	»	33	82	21	40	31	71

PAROISSE DE NOTRE-DAME					PAROISSE DE SAINT-ROMAIN					PAROISSE D'ANTOGNÉ					PAROISSE DE POUTRUMÉ				
Baptêmes	*Mariages*	Adultes	Enfants au-dessous de 6 ans	Total	*Baptêmes*	*Mariages*	Adultes	Enfants au-dessous de 6 ans	Total	*Baptêmes*	*Mariages*	Adultes	Enfants au-dessous de 6 ans	Total	*Baptêmes*	*Mariages*	Adultes	Enfants au-dessous de 6 ans	Total
23	»	18	»	18											14	»	18	9	27
21	»	10	»	10											24	»	»	»	»
30	»	27	»	27											18	»	»	»	»
26	»	12	»	12											15	»	»	»	»
22	»	15	»	15											22	»	»	»	»
27	»	14	»	14											18	»	»	»	»
27	»	5	»	5											16	»	»	»	»
28	»	10	»	10											7	1	»	»	»
33	»	5	»	5											14	4	7	7	14
24	»	8	»	8											15	5	7	3	10
26	»	9	»	9											14	8	»	»	»
30	»	4	»	4											18	8	»	»	»
20	»	24	»	24											6	4	»	»	»
17	»	12	»	12											8	4	»	»	»
32	»	8	»	8															
20	»	8	»	8											10	4	»	»	»
22	»	6	»	6											14	2	»	»	»
18	»	3	»	3															
29	7	»	»	»						11	»	3	»	3	26	5	»	»	»
33	4	2	»	2	»	1	1	»	1	13	3	5	4	9	27	7	»	»	»
23	8	4	»	4						19	5	3	6	9	23	5	»	»	»
										19	4	1	4	5	36	5	»	»	»
					»	1	»	»	»	11	2	6	1	7	21	7	»	»	»
					»	2	»	»	»	10	3	6	4	10	30	9	»	»	»
					»	»	2	»	2	19	7	16	6	22	34	4	»	»	»
					»	1	1	»	1	18	3	6	5	11	26	3	»	»	»
										15	9	7	5	12	30	4	14	1	15
					»	2	3	»	3	15	3	8	2	10	31	3	3	1	4
										14	2	13	4	17	33	2	9	3	12
					»	2	4	»	4	15	»	17	7	24	23	3	14	3	17
					»	3	3	»	3	16	3	19	4	23	24	»	13	1	14
										11	4	16	5	21	26	6	16	»	16
					»	2	1	»	1	19	3	6	2	8	20	5	9	1	10
										16	1	12	1	13	24	5	9	1	10
										12	2	5	3	8	24	5	7	1	8
										12	6	19	5	24	25	2	11	»	11
					»	2	1	»	1	19	5	15	5	20	19	8	7	»	7
					»	2	»	»	»	9	2	7	1	8	17	4	12	»	12
					»	2	1	»	1	18	»	6	1	7	18	6	11	3	14
					4	2	6	»	6	9	2	9	2	11	20	6	9	2	11
					1	4	3	»	3	13	3	6	4	10	24	7	9	1	10
					1	1	1	»	1	8	7	8	3	11	27	11	9	2	11
					1	2	2	»	2	12	2	5	6	11	22	5	15	6	21
					3	1	1	»	1	14	2	28	11	39	32	3	28	38	66
					1	5	»	»	»	2	2	19	7	26	10	9	27	14	41
					4	1	1	»	1	14	4	5	4	9	23	9	4	9	13
					2	1	7	»	7	19	2	11	5	16	25	11	5	10	15
					1	2	»	»	»	12	5	6	1	7	19	5	6	7	13
					2	2	2	»	2	15	4	3	4	7	26	5	5	8	13
					3	2	1	»	1	9	»	6	5	11	33	8	8	15	23
29	5	14	»	14	3	»	1	»	1	18	1	6	2	8	22	8	10	9	19

ANNÉES	Hôpital général			Paroisse de Chateauneuf					Paroisse de Saint-Jacques					Paroisse de Saint-Jean-Baptiste				
	Sépultures					Sépultures					Sépultures					Sépultures		
	Adultes	Enfants au-dessous de 6 ans	Total	Baptêmes	Mariages	Adultes	Enfants au-dessous de 6 ans	Total	Baptêmes	Mariages	Adultes	Enfants au-dessous de 6 ans	Total	Baptêmes	Mariages	Adultes	Enfants au-dessous de 6 ans	Total
1701	1	»	1	114	32	24	37	61	77	29	24	»	24	100	20	45	47	92
1702	2	»	2	109	22	28	59	87	73	17	20	»	20					
1703	4	»	4	99	18	18	39	57	73	15	32	»	32					
1704	2	1	3	115	27	36	29	65	81	25	31	»	31					
1705	2	»	2	107	25	51	44	95	68	14	42	»	42					
1706	6	»	6	108	29	33	72	105	71	17	24	»	24	100	16	21	38	59
1707	6	»	6	124	30	52	69	121	88	20	30	»	30	100	16	42	34	76
1708	5	»	5	91	36	33	55	88	79	12	25	»	25	87	20	39	5	44
1709	16	»	16	97	22	77	81	158	72	14	50	»	50	68	12	75	»	75
1710	23	5	28	59	30	122	110	232	48	16	66	»	66	57	18	103	»	103
1711				82	49	52	29	81	69	23	27	»	27	72	29	41	»	41
1712				105	19	24	32	56	84	12	32	»	32	86	15	30	»	30
1713	1	»	1	74	17	60	68	128	68	8	45	»	45	75	17	45	»	45
1714	1	»	1						55	14	33	»	33	15	4	25	»	25
1715									69	14	30	»	30					
1716									64	15	20	»	20					
1717	2	»	2						70	23	12	»	12					
1718	4	»	4						56	17	29	»	29	44	8	14	»	14
1719	3	»	3						77	29	35	»	35	70	24	68	»	68
1720	1	»	1	93	39	37	42	79	67	18	23	»	23	78	28	28	»	28
1721				107	31	26	60	86	76	19	24	»	24	71	20	25	»	25
1722	2	»	2	99	24	45	58	103	75	19	36	»	36	69	16	32	»	32
1723	5	»	5	92	27	36	33	69	81	17	27	»	27	74	21	31	»	31
1724	2	»	2	109	43	33	46	79	77	21	30	»	30	75	21	40	»	40
1725	2	»	2	88	29	24	87	111	67	17	27	»	27	71	11	24	»	24
1726	1	»	1	107	40	38	45	83	73	21	27	»	27	81	23	17	»	17
1727	5	»	5	111	33	37	44	81	85	18	35	»	35	89	14	26	»	26
1728	9	»	9	102	24	57	10	67	73	20	31	»	31	77	24	35	»	35
1729	4	»	4	93	32	45	39	84	67	29	29	»	29	74	26	41	»	41
1730	3	»	3	108	21	42	62	104	77	17	22	»	22	74	9	31	»	31
1731	2	»	2	131	29	33	38	71	83	13	32	»	32	80	18	46	»	46
1732	4	»	4	106	17	24	35	59	74	17	21	»	21	68	21	31	»	31
1733	6	»	6	120	22	31	33	64	76	25	27	»	27	78	21	41	»	41
1734	3	»	3	110	21	24	32	56	77	20	24	»	24	69	21	33	»	33
1735	3	»	3	119	6	21	»	»	86	16	16	»	16	84	22	23	»	23
1736	4	»	4	123	10	31	»	»	73	11	24	5	29	69	17	24	»	24
1737	6	»	6	106	26	36	40	76	80	13	29	15	44	78	19	29	»	29
1738	3	»	3	101	12	37	88	125	77	9	38	37	75	83	10	28	»	28
1739	20	1	21	88	19	49	101	150	75	13	50	40	90	66	16	46	»	46
1740	6	»	6	82	29	51	33	84	67	14	38	24	62	60	19	47	»	47
1741	4	»	4	86	31	38	34	72	67	19	38	31	69	92	18	29	»	29
1742	24	1	25	75	24	136	37	173	70	20	97	30	127	61	22	117	»	117
1743	13	3	16	85	37	46	36	82	68	28	34	29	63	69	19	28	»	28
1744	12	»	12	109	45	44	18	62	77	21	20	22	42	56	24	28	»	28
1745	2	1	3	86	32	68	22	90	62	19	53	34	83	78	10	53	21	74
1746	7	«	7	104	34	41	65	106	78	13	43	29	72	76	17	29	12	41
1747	13	»	13	83	30	46	44	90	72	14	38	21	59	66	15	38	9	47
1748	4	»	4	95	14	48	43	91	78	14	38	24	62	63	17	27	13	40
1749	6	»	6	82	23	53	42	95	62	14	52	28	80	54	18	37	10	47
1750	4	»	4	72	35	38	57	95	63	20	35	61	96	67	17	36	6	42
1751	10	1	11	95	29	40	18	58	106	20	30	17	47	68	15	19	8	27

PAROISSE DE NOTRE-DAME		Sépultures			PAROISSE DE SAINT-ROMAIN		Sépultures			PAROISSE D'ANTOGNÉ		Sépultures			PAROISSE DE POUTHUMÉ		Sépultures		
Baptêmes	Mariages	Adultes	Enfants au-dessous de 6 ans	Total	Baptêmes	Mariages	Adultes	Enfants au-dessous de 6 ans	Total	Baptêmes	Mariages	Adultes	Enfants au-dessous de 6 ans	Total	Baptêmes	Mariages	Adultes	Enfants au-dessous de 6 ans	Total
31	12	17	»	17	2	3	3	»	3	14	5	2	3	5	23	10	7	4	11
30	6	16	»	16	5	1	3	»	3	10	1	7	8	15	23	5	8	11	19
29	2	8	»	8	2	»	8	»	8	17	5	4	2	6	26	11	7	7	14
33	9	9	»	9	4	2	5	»	5	15	3	6	3	9	19	3	8	7	15
24	6	12	»	12	4	2	3	»	3	14	3	6	2	8	16	3	9	5	14
28	5	31	»	31	3	1	1	»	1	18	»	7	9	16	21	3	8	6	14
29	12	19	»	19	4	»	2	»	2	15	3	7	4	11	24	9	15	10	25
31	6	20	»	20	3	1	4	»	4	17	1	8	5	13	23	12	6	6	12
26	3	23	»	23	3	»	3	»	3	13	»	7	4	11	16	1	13	4	17
13	9	28	»	28	2	4	4	»	4	6	5	12	9	21	17	5	22	4	26
24	15	22	»	22	3	2	3	»	3	21	2	3	4	7	12	6	3	»	3
25	9	41	»	41	3	1	2	»	2	7	1	5	5	10	28	4	5	»	5
22	4	44	»	44	8	2	2	»	2	7	»	7	5	12	17	1	9	»	9
18	12	21	»	21	2	2	2	»	2	9	»	8	2	10	7	2	12	2	14
15	14	4	6	10	3	4	2	»	2	12	3	4	1	5	24	7	8	1	9
21	11	5	3	8	5	1	1	»	1	11	2	2	1	3	17	5	8	»	8
25	8	9	6	15	1	1	1	»	1	6	2	10	2	12	16	1	3	1	4
20	5	15	14	29						12	»	7	4	11	19	3	13	1	14
24	14	16	15	31						12	1	6	3	9	18	7	6	2	8
25	6	2	1	3	2	»	»	»	»	9	3	5	3	8	15	4	8	2	10
20	4	11	8	19	»	3	2	»	2	9	2	2	1	3	19	3	5	»	5
22	12	9	11	20	1	2	»	»	»	10	6	5	2	7	22	4	5	1	6
22	12	10	6	16	2	»	2	»	2	12	»	3	»	3	13	4	5	1	6
21	16	10	8	18	4	4	3	»	3	10	1	4	»	4	24	6	10	3	13
31	10	14	11	25	»	3	1	»	1	8	1	1	1	2	17	4	6	2	8
21	11	12	8	20	4	»	»	»	»	8	4	2	1	3	22	6	4	2	6
27	8	7	6	13	2	3	1	»	1	7	6	4	2	6	27	4	12	2	14
16	9	8	2	10	1	2	»	»	»	3	1	5	6	11	13	5	11	2	13
25	10	15	12	27	2	1	1	»	1	4	2	3	2	5	20	9	4	1	5
20	5	13	6	19	4	2	»	»	»	15	3	6	3	9	24	3	7	3	10
30	9	8	5	13	3	»	2	»	2	11	5	8	1	9	28	7	9	»	9
29	5	6	4	10	1	2	1	»	1	11	4	1	»	1	28	6	10	1	11
23	8	10	6	16	3	1	1	»	1	16	4	9	6	15	23	10	14	2	16
28	3	6	9	15	5	2	»	»	»	16	2	3	2	5	22	5	6	»	6
35	2	11	3	14	3	»	»	»	»	19	4	2	2	4	23	2	6	»	6
25	5	8	7	15	»	»	1	»	1	9	1	6	5	11	25	6	9	»	9
32	4	9	3	12	2	»	2	»	2	17	1	7	1	8					
29	6	10	13	23	»	1	2	»	2	14	3	8	10	18					
28	2	10	11	21	2	»	3	»	3	8	3	12	7	19					
18	11	7	4	11	1	1	2	»	2	18	5	12	»	12	21	2	10	12	22
20	10	9	6	15	4	1	1	»	1	13	2	5	5	10	24	6	13	9	22
27	11	30	6	36	1	»	5	»	5	6	6	17	2	19	15	5	26	9	35
31	4	12	17	29	-2	2	1	»	1	10	4	3	6	9	30	10	12	10	22
26	8	9	4	13	1	»	»	»	»	21	3	13	3	16	19	4	10	5	15
26	10	10	24	34	1	1	1	»	1	11	2	6	4	10	17	3	6	6	12
27	8	8	8	16	3	»	5	»	5	18	4	4	14	18	17	3	8	9	17
32	5	14	3	17	2	1	2	»	2	12	1	14	5	19	22	3	1	1	2
30	6	16	4	20	3	2	6	»	6	10	4	10	6	16	»	»	13	1	14
27	7	14	5	19	3	2	1	»	1	13	3	8	3	11	19	7	10	3	13
30	4	5	11	16	2	1	2	»	2	14	5	9	4	13	21	7	8	16	24
31	6	12	2	14	2	1	3	»	3	11	2	9	2	11	19	5	9	3	12

| ANNÉES | Hôpital général | | | Paroisse de Châteauneuf | | | | | Paroisse de Saint-Jacques | | | | | Paroisse de Saint-Jean-Baptiste | | | | |
| | Sépultures | | | | | Sépultures | | | | | Sépultures | | | | | Sépultures | | |
	Adultes	Enfants au-dessous de 6 ans	Total	Baptêmes	Mariages	Adultes	Enfants au-dessous de 6 ans	Total	Baptêmes	Mariages	Adultes	Enfants au-dessous de 6 ans	Total	Baptêmes	Mariages	Adultes	Enfants au-dessous de 6 ans	Total
1752	5	»	5	88	29	50	33	83	58	17	41	49	90	66	11	39	14	53
1753	6	»	6	96	44	36	33	69	78	22	39	25	64	68	17	32	10	42
1754	8	»	8	116	31	41	42	83	70	15	38	26	64	65	24	21	19	40
1755	5	»	5	105	41	59	68	127	78	20	51	45	96	77	15	29	23	52
1756	7	»	7	124	34	29	37	66	91	20	28	18	46	80	26	21	11	32
1757	9	»	10	111	26	29	25	54	73	25	23	16	39	56	19	16	10	26
1758	4	1	4	103	25	54	27	81	74	21	43	19	62	81	19	38	18	56
1759	8	»	9	102	33	56	96	152	67	17	33	50	83	77	20	23	24	47
1760	8	1	8	105	20	49	32	81	91	20	31	18	49	64	16	32	9	41
1761	12	»	12	102	21	38	50	88	76	16	40	61	101	89	16	32	14	46
1762	9	»	9	96	30	47	58	105	67	25	38	18	56	61	20	32	12	44
1763	15	»	16	108	19	46	44	90	70	29	42	24	66	87	23	37	8	45
1764	8	1	8	105	29	65	55	120	79	29	27	22	49	78	17	52	24	76
1765	2	»	2	116	33	37	56	93	94	24	56	32	88	102	20	61	21	82
1766	24	»	26	99	28	51	46	97	70	16	34	11	45	83	27	43	21	64
1767	21	2	22	108	22	50	73	123	82	25	46	31	77	76	29	34	31	65
1768	14	1	16	106	16	47	52	99	85	23	29	28	57	86	20	60	32	92
1769	10	1	10	110	20	37	24	61	99	17	35	25	60	85	27	37	26	63
1770	12	»	12	79	31	43	34	77	83	18	43	26	69	91	12	23	44	67
1771	11	»	11	105	10	41	49	90	92	18	34	43	77	85	23	26	37	63
1772	16	3	15	95	16	43	44	87	80	12	24	60	84	93	19	33	52	85
1773	12	1	17	100	21	44	82	126	110	19	25	85	110	78	17	26	51	77
1774	11	»	11	119	32	36	63	99	78	15	19	20	39	83	17	26	19	45
1775	15	1	16	110	18	24	25	49	98	20	37	19	56	74	17	21	27	48
1776	16	»	16	92	17	34	37	71	78	26	19	31	50	68	17	25	27	52
1777	9	»	9	106	25	24	21	45	89	31	34	30	64	70	26	30	26	56
1778	10	1	11	88	31	35	22	57	95	23	26	25	51	62	12	21	19	40
1779	15	»	15	101	16	37	42	79	74	23	38	35	73	69	21	33	36	69
1780	23	1	24	101	16	45	48	93	94	28	37	31	68	71	28	45	32	77
1781	17	1	18	115	31	56	48	104	92	14	43	44	87	63	23	32	38	70
1782	26	2	27	100	18	70	53	123	84	20	40	52	92	58	28	44	41	85
1783	25	1	27	100	17	69	93	162	79	20	48	74	122	66	20	42	44	86
1784	18	2	20	93	28	42	20	62	62	23	24	26	50	54	24	34	26	60
1785	28	1	29	94	18	41	32	73	79	24	48	23	71	65	20	28	23	51
1786	21	1	22	111	23	29	44	73	67	19	37	17	54	70	23	28	29	57
1787	19	6	25	100	19	44	38	92	67	27	29	42	71	56	18	31	30	61
1788	20	1	21	109	23	36	46	82	77	23	42	30	72	69	20	17	23	40
1789	21	»	21	98	16	45	34	79	53	24	29	15	44	51	18	38	17	55
1790	22	1	23	86	26	26	39	65	55	21	28	11	39	57	20	33	23	56
1791	32	1	33	121	24	92	41	133	»	»	»	»	»	55	17	34	29	63
1792	29	3	32	110	34	47	62	109	»	»	»	»	»	49	20	19	60	79
1793	»	»	»	»	»	»	»	»	»	»	»	»	»	»	»	»	»	»
1794	»	»	»	»	»	»	»	»	»	»	»	»	»	»	»	»	»	»
1795	»	»	»	»	»	»	»	»	»	»	»	»	»	»	»	»	»	»

Paroisse de Notre-Dame					Paroisse de Saint-Romain					Paroisse d'Antogné					Paroisse de Poitumé				
Baptêmes	Mariages	Adultes	Enfants au-dessous de 6 ans	Total	Baptêmes	Mariages	Adultes	Enfants au-dessous de 6 ans	Total	Baptêmes	Mariages	Adultes	Enfants au-dessous de 6 ans	Total	Baptêmes	Mariages	Adultes	Enfants au-dessous de 6 ans	Total
28	5	8	16	24	»	1	4	»	4	20	1	6	10	16	20	2	5	11	16
29	5	10	10	20	1	3	2	»	2	15	3	2	4	6	20	6	15	4	19
35	10	15	6	21	3	4	4	»	4	16	5	9	4	13	21	11	6	4	10
25	10	11	14	25	1	1	3	»	3	15	»	6	6	12	21	5	11	19	30
29	10	5	7	12	3	2	»	»	»	12	4	6	3	9	20	6	4	6	10
24	10	2	6	8	3	1	»	»	»	10	4	4	3	7	19	3	6	4	10
26	7	15	7	22	1	»	1	»	1	11	2	3	5	8	23	5	9	1	10
26	6	8	7	15	2	3	3	»	3	12	6	3	5	8	23	4	12	9	21
31	8	11	4	15	3	1	2	»	2	10	4	7	»	7	22	5	18	7	25
24	7	5	18	23	3	»	2	»	2	9	2	»	»	»	20	5	5	15	20
28	9	9	13	22	1	1	3	»	3	7	2	»	»	»	25	2	13	13	26
25	9	15	7	22	2	1	3	»	3	14	5	»	»	»	14	8	11	6	17
33	10	5	10	15	1	2	4	»	4	18	3	4	2	6	18	8	8	10	18
31	8	11	18	24	3	»	2	»	2	14	2	11	12	23	18	4	6	11	17
27	12	14	9	23	»	»	4	»	4	18	3	6	2	8	18	8	9	10	19
24	5	3	11	14	2	2	2	»	2	14	6	10	8	18	24	10	13	10	23
30	10	10	10	20	6	3	3	»	3	14	2	10	5	15	25	7	3	16	19
24	6	11	3	14	3	1	2	»	2	17	4	3	3	6	30	6	6	5	11
26	8	11	3	14	4	4	5	»	5	12	1	3	»	3	21	3	10	3	13
20	6	12	7	19	4	»	1	»	1	21	5	5	5	10	15	3	12	5	17
30	6	18	17	35	1	5	3	»	3	11	3	12	17	29	11	6	13	15	28
20	9	8	19	27	5	3	1	»	1	12	2	3	20	23	28	4	12	18	30
25	8	8	3	11	2	1	4	»	4	27	6	7	6	13	25	6	16	6	22
18	8	6	9	15	4	»	6	»	6	17	2	4	2	6	20	1	6	7	13
18	3	12	6	18	»	6	5	»	5	11	6	6	6	12	24	7	11	10	21
20	8	8	5	13	1	1	3	»	3	17	4	4	4	8	31	9	5	4	9
18	8	14	2	16	3	1	2	»	2	15	1	6	3	9	11	7	8	4	12
22	9	9	7	16	»	1	1	»	1	17	2	5	5	10	24	3	8	4	12
17	10	5	12	17	3	1	3	»	3	17	7	7	6	13	22	8	8	6	14
22	10	12	7	19	2	»	3	»	3	12	3	10	13	23	24	2	16	8	24
23	9	12	9	21	2	3	4	»	4	21	2	11	5	16	26	4	19	11	30
19	8	14	18	32	1	»	2	»	2	12	1	11	12	23	18	5	7	16	23
22	12	6	5	11	1	»	1	»	1	18	2	5	4	9	21	4	11	9	20
25	8	12	10	22	1	1	3	»	3	15	7	17	4	21	17	4	10	5	15
22	8	11	11	22	»	»	»	»	»	18	11	5	9	14	24	10	14	9	23
28	10	6	12	18	2	»	2	»	2	20	3	9	3	12	26	5	10	10	20
33	10	6	6	12	2	»	2	»	2	11	3	10	6	16	23	4	14	8	22
38	5	10	12	22	1	2	»	»	»	22	8	6	4	10	14	3	7	7	14
26	8	7	5	12	2	»	1	»	1	16	5	6	6	12	18	2	6	8	14
29	7	9	3	12	»	»	1	»	1	»	»	»	»	»	19	8	9	10	19
22	11	12	22	34	1	3	2	»	2	»	»	»	»	»	23	5	15	9	24
															24	12	10	7	17
															15	6	12	3	15
															15	2	5	2	7
															»	»	»	»	»

II. — STATISTIQUE DES BAPTÊMES DANS LES PAROISSES DE CHATELLERAULT, DE 1587 A 1649.

ANNÉES	Nombre des Baptêmes dans chacune des Paroisses d'après les registres						
	Châteauneuf	Saint-Jacques	St-Jean-Baptiste	Notre-Dame	Saint-Romain	Antogné	Pouthumé
1587	32	»	»	»	»	»	»
1588	93	»	»	»	»	»	»
1589	98	»	»	»	»	»	»
1590	67	»	»	»	»	»	»
1591	19	»	»	»	»	»	»
1592	60	»	»	»	»	»	»
1593	66	»	»	»	»	»	»
1594	50	»	»	»	»	»	»
1595	80	»	»	»	»	»	»
1596	68	»	»	»	»	»	»
1597	52	»	»	»	»	»	»
1598	55	»	»	»	»	»	11
1599	69	»	»	»	»	»	14
1600	68	»	»	15	»	»	12
1601	94	»	»	6	»	»	13
1602	78	»	»	13	»	»	22
1603	71	»	»	22	»	»	15
1604	85	»	»	31	»	7	15
1605	86	»	»	13	»	6	11
1606	87	»	»	23	»	2	12
1607	89	»	»	19	»	6	18
1608	70	»	»	20	»	»	13
1609	»	»	»	14	»	7	25
1610	»	»	»	22	»	»	16
1611	»	»	»	13	2	4	9
1612	»	»	»	27	»	»	9
1613	»	»	»	25	1	2	34
1614	»	»	»	12	5	12	19
1615	»	»	»	»	12	11	12
1616	»	»	»	»	10	14	17
1617	»	»	»	13	»	26	24
1618	»	»	»	14	»	19	24

ANNÉES	Nombre des Baptêmes dans chacune des Paroisses d'après les registres						
	Châteauneuf	Saint-Jacques	St-Jean-Baptiste	Notre-Dame	Saint-Romain	Antogné	Pouthumé
1619	81	»	»	23	»	15	17
1620	85	31	»	30	»	17	22
1621	79	63	»	28	»	20	17
1622	63	51	»	21	»	19	21
1623	89	32	»	20	»	10	7
1624	73	56	»	26	»	20	»
1625	72	58	»	24	»	13	»
1626	82	55	»	26	»	14	7
1627	64	44	»	20	»	10	17
1628	67	34	»	18	»	14	20
1629	116	19	»	34	»	17	17
1630	88	41	»	30	»	16	18
1631	59	41	»	24	»	»	15
1632	81	33	»	27	»	8	6
1633	100	»	»	25	»	22	11
1634	67	55	»	26	»	18	21
1635	117	71	»	24	»	14	17
1636	104	61	»	36	»	13	24
1637	97	58	»	23	»	13	27
1638	115	59	»	22	»	16	20
1639	106	63	»	31	»	6	26
1640	103	57	»	24	»	6	22
1641	99	72	»	21	»	»	28
1642	119	64	»	26	»	»	24
1643	109	53	»	28	»	»	20
1644	87	60	»	21	»	»	23
1645	112	59	»	16	»	»	23
1646	85	59	»	24	»	»	23
1647	104	26	»	26	»	»	21
1748	106	62	»	29	»	»	23
1619	85	54	»	33	»	»	18
»	»	»	»	»	»	»	»

OBSERVATIONS

L'ordonnance de 1579 sur la tenue des registres des paroisses ne fut exécutée que particlement à Châtellerault et iné-galement dans chaque paroisse. Les actes des trois catégories (baptêmes, mariages et sépultures) ne sont incrits régulièrement qu'à partir de 1625 à Notre-Dame, de 1634 à Saint-Jacques, de 1649 à Châteauneuf, de 1668 à Saint-Jean, Saint-Romain et Antogné, de 1676 à Pouthumé. Les décès des petits enfants sont très irrégulièrement inscrits, malgré l'ordonnance de 1667, jusqu'en 1715, 1736 et 1745, suivant les paroisses.

ANNÉES	NOMBRE DES ACTES		ANNÉES	NOMBRE DES ACTES		ANNÉES	NOMBRE DES ACTES		ANNÉES	NOMBRE DES ACTES	
	Baptêmes	Sépultures		Baptêmes	Sépultures		Baptêmes	Sépultures		Baptêmes	Sépultures
1681	208	228	1701	324	157	1761	294	260	1781	294	283
1682	211	151	1702	217	126	1762	253	230	1782	267	325
1683	184	156	1703	203	105	1763	292	226	1783	265	404
1684	175	196	1704	233	110	1764	296	264	1784	232	184
1685	200	214	1705	203	152	1765	346	294	1785	263	220
1686	220	249	1706	310	220	1766	279	233	1786	270	206
1687	189	167	1707	345	248	1767	292	281	1787	253	244
1788	230	147	1708	291	181	1768	313	271	1788	290	208
1689	220	203	1709	266	309	1769	321	200	1789	241	200
1690	218	135	1710	179	433	1770	303	232	1790	226	173
	2,055	1,846		2,571	2,081		2,989	2,491		2,601	2,447

La paroisse de Notre-Dame manque. Celle de Saint-Romain ne donne que des chiffres incomplets ; à Saint-Jacques les décès des petits enfants ne sont pas inscrits ; toutes les lacunes équivalent à environ 200 décès omis ; la population a dû rester stationnaire pendant cette période.

Les décès des enfants ne sont pas inscrits dans 4 paroisses sur 5 ; le minimum des décès d'enfants étant d'environ 50 par an, il en résulte que la population a dû rester stationnaire pendant cette période.

Les registres de cette période décennale étant tenus avec soin, ces chiffres paraissent donner une situation exacte. L'augmentation normale de la population ne dépasse pas, année moyenne, 50 têtes.

Pendant cette période décennale, en raison de la mortalité exceptionnelle de 1782 et 1783, l'augmentation normale de la population n'atteint pas, année moyenne, 16 têtes.

IV. — STATISTIQUE DÉCENNALE

DES PAROISSES RURALES DÉPENDANT DE CHATELLERAULT

PÉRIODES DÉCENNALES	NOMBRE DES ACTES INSCRITS AUX REGISTRES			
	Paroisse d'Antogné		Paroisse de Pouthumé	
	Baptêmes	Sépultures	Baptêmes	Sépultures
1681 à 1690	138	130	217	109
1701 à 1710	139	115	208	167
1761 à 1770	137	118	213	183
1781 à 1790	165	156	211	205
	579	519	849	664

En comparant les registres des paroisses de Châtellerault à ceux de Loudun (*Invent. des archiv. de Loudun*. G. pages 1 à 31) on trouve que si Châtellerault est une cité de magistrats, de bourgeois et d'artisans, Loudun était une ville de nobles et d'ecclésiastiques. Il n'y a que deux paroisses, mais on y compte huit couvents et quantité de privilégiés exemptés de la taille.

V. — STATISTIQUE DE LA VILLE DE LOUDUN AU XVIIIᵉ SIÈCLE

PÉRIODES	NOMBRE D'ACTES POUR LES DEUX PAROISSES DE LA VILLE DE LOUDUN D'APRÈS LES TABLES ALPHABÉTIQUES			OBSERVATIONS
	Baptêmes	*Mariages*	*Sépultures*	
1701-1710	1,995	494	2,067	
1711-1720	1,682	495	1,708	
1721-1730	1,979	500	1,730	
1731-1740	1,941	401	1,969	
1741-1750	1,613	431	1,927	
1751-1760	1,514	396	1,682	
1761-1770	1,463	449	1,630	
1771-1780	1,531	424	1,598	
1781-1790	1,532	361	1,813	
	15,250	3,951	16,124	

Ces chiffres sont tirés de l'inventaire imprimé des archives de Loudun, série G. page 30. Je les ai groupés de manière à permettre la comparaison. Les naissances et décès des Protestants n'y figurent pas. Il en résulte pendant le XVIIIᵉ siècle une perte de 874 individus formant l'excédant des décès sur les naissances. En 1652, près de 50 familles, quittèrent Loudun pour aller habiter Richelieu *ville franche d'impôts* (Lettres-patentes de m i 1651) ; en 1677, la ville qui comptait 3,000 feux *avant les guerres de religion* n'en possédait plus que 1,000 à 1,100 (*ibid.* E. 1.). En 1695 plus de 500 habitants émigrèrent pour échapper à la répartition arbitraire des taxes. En 1697, on accusait 8,000 communiants dans la paroisse de St-Pierre du Marché et 2,000 dans celle de St-Pierre du Martray (*Invent.* B. 3.); à la même date, les contribuables portés au rôle de *l'ustensile* étaient au nombre de 1,144 (*ibid.* C. 10.), ces chiffres sont en contradiction avec ceux de 1677 et de 1759. En 1759, les officiers de l'Hôtel de Ville déclarent dans une requête au roi que Loudun compte à peine 1,100 feux; en 1769, le recensement donne 4,500 habitants (*ibid.* B. 8 et 10). Tout ceci montre avec quelle précaution on doit contrôler, avant d'en faire usage, les documents statistiques antérieurs à 1789.

Observations générales sur les Tableaux qui précèdent

Dans les tableaux nᵒˢ I qui présentent la statistique annuelle des sept paroisses de la ville de Châtellerault sous l'ancien régime, les *blancs* indiquent des lacunes totales, des périodes pour lesquelles les registres ont disparu ; les *guillemets* indiquent des lacunes partielles, des années incomplètes, ou des périodes pendant lesquelles les décès des petits enfants, par exemple, n'ont pas été inscrits régulièrement.

Le tableau nᵒ II complète le tableau nᵒ I en donnant, pour la période antérieure de 1587 à 1649, la statistique générale des *baptêmes*, seuls actes inscrits à cette époque avec une exactitude relative.

Le tableau nᵒ III présente la récapitulation annuelle des baptêmes et des décès, dans les cinq paroisses urbaines, pendant des *périodes décennales* où la bonne tenue des registres permet d'obtenir une précision réelle. Ces 4 périodes, qui correspondent à des phases intéressantes de l'histoire locale, sont celles de 1681 à 1690, de 1701 à 1710, de 1761 à 1770 et enfin de 1781 à 1790.

Le tableau nᵒ IV présente la même situation, aux mêmes époques, pour les *deux paroisses rurales* comparées l'une à l'autre.

Le tableau nᵒ V présente le mouvement décennal de la population dans la ville de Loudun, de 1701 à 1790, de manière à servir de terme de comparaison pour la ville de Châtellerault.

Il est inutile d'ajouter que ce travail minutieux a été fait par moi-même avec la plus scrupuleuse attention, par le relevé individuel de chaque acte inscrit aux registres, et que j'ai évité les *moyennes*. La statistique ne peut être utile qu'à la condition de donner des chiffres exacts ; mieux vaut accuser une lacune que de fournir des données équivoques ou des approximations toujours fautives.